告別

→

用常識代替疾病治療

成癮問題專家
斯坦頓·皮爾

家庭&兒童顧問
查克·羅茲

吳夢陽·徐定·奚瑾—譯

OUTGROWING ADDICTION WITH COMMON SENSE
INSTEAD OF "DISEASE" THERAPY

笛藤出版

成癮

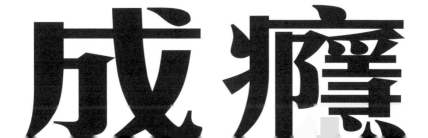

目 錄

前　言

對任何一個喜歡閱讀斯坦頓·皮爾作品的人來說，他的新作《告別成癮：用常識代替疾病治療》將會是一場全新盛宴。層出不窮的研究，再再證實了他在 40 年前的作品《愛與成癮》（*Love and Addiction*）中所闡述，對成癮與擺脫成癮的觀點。

皮爾與羅茲將最新的科學發現與文化研究融入這本書中。他們認為將成癮視為一種疾病並無好處，雖然成癮不只會影響個體的大腦，還會影響身心。但大部分人都能夠擺脫成癮，並有方法加速這一過程；走上追求價值、有建設性的新生活道路，就能夠讓人們完全超越自我，擺脫成癮。

真實的改變故事在本書中隨處可見。這些故事不僅鼓舞人心，而且清晰明瞭。讀者見證了改變的過程，就能意識到，改變並非遙不可及。告別成癮的方式與人們認知如何改變自我的方式並無不同之處。

皮爾與羅茲將幫助您利用現有優勢來面對與處理既有的成癮問題。他們也為父母與孩子提供幫助，用清晰、有效的建議指導父母如何看待孩子的優勢及發展過程。父母要順勢而為，而非削足適履。

——湯姆·霍瓦特（Tom Horvath）

博士，美國職業心理學委員會成員

實用康復心理小組（聖地牙哥）主席

SMART Recovery 公司創始總裁

成癮心理學協會歷任主席（美國心理學會第五十分會）

Memo

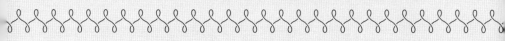

引言：為什麼要寫這本書？

「成癮並不是永遠不變的人格特質，反而更像是隨時間在個體生命中不斷變化與流動的短暫印記，而且是隨著成長，大部分人都能消除的印記。」

引言：為什麼要寫這本書？

美國人對成癮這件事總是談虎色變，雖然這種恐懼十分合理，因為成癮破壞且摧毀了上百萬人的生活，但關於成癮的事實往往讓人困惑。在美國，我們限制止痛藥的處方權，不斷擴大成癮治療的範圍，但因藥物成癮死亡的人數不減反增。與此同時，成癮依然不斷影響著我們自己、朋友與家人。

我們該如何幫助自己和他人有效地預防及解決成癮問題？

很多美國人都天真地認為，我們能夠拋下文化、社群和個人問題不管，依靠藥物解決成癮問題和其他所有心理障礙。這種幻想來自於對醫療技術的信心，有時也來自於影響著我們與整個社會的宗教信仰，甚至來自於賣神藥的古代江湖郎中和他們的現代同行。

這種想法不切實際，因為我們的社會其實誤解成癮。在這本書中，我們將詳細地闡述究竟何謂成癮。更重要的是，我們將提出解決成癮的新模式，目前已有充分的研究結果支撐這一模式。比起美國現有的主流理論觀點，即成癮是一種疾病，我們命名的「成癮發展模式」能為成癮者提供更為樂觀的預後。

本書並不是一本治療手冊，皮爾博士已經撰寫過一系列類似的自助與治療書籍。不過，我們依舊在附錄 A 與 B 中列出了一些讀者指南、父母成癮指導手冊與助人指導手冊，以便讀者能運用這本書中的概念幫助自己、孩子和其他想要幫助的人。

圍繞著自然康復與兒童發展等理論，我們發展出一系列幫助人們告別成癮的原則，包括長期康復即自我成長，也討論了如何透過小組或治療師在當下幫助每一個成癮的個體。

▌ 成癮並非一種疾病──

我們的發展模式與標準的疾病模式有何區別？**我們並不把成癮視為永遠不變的人格特質，而是傾向於把它看作隨時間在個體生命中不斷變化與流動的短暫印記，而且是隨著成長，大部分人都能消除的印記**。每個人都會在生命中遇到成癮這個主題，而成癮會對其中一些人造成既可怕也深遠的影響。

不論成癮有多嚴重，我們相信，把它視為不可能擺脫的疾病限制了嘗試康復的能力。這種病理化模式讓我們對自己與未來過分悲觀，使擺脫成癮變得更加困難。這種觀點本身的負面影響對青少年來說尤其明顯。

人們似乎被成癮困住了，在或長或短的時間裡停止對正常生活的追求。持續終身的成癮相對而言較為罕見，實際上，對待成癮最好的態度不是禁止這些成癮行為，而是允許、鼓勵和幫助他們追求或走上更有建設性的生活道路，從而獲得滿足感與自我尊嚴。

當領悟到朝更重要目標前進的感受，證明自己也值得擁有人生的目標，甚至開始自信地設計目標時，無論是兒童還是成人，都能夠成功地告別成癮。

成年後大部分人的情緒都會變得更穩定，同時我們也在生活中建立更多連結，我們的行為能夠影響他人，當然也影響著自己。這種成長讓我們能夠面對生命中遇到的各種難題，包括情緒問題，如焦慮或抑鬱，以及現實中的工作或家庭問題。

上述典型的成長與康復模式，組成了我們所謂的成癮發展模式核心。

成癮與康復都與社會有強烈關聯。那些資源貧乏、選擇不多的社會群體更容易遇到成癮問題，也更難康復；經濟問題與無助感容

意讓人感到消極與頹廢，使他們無法自然痊癒，成癮及其相關問題也因此不斷增加。

青少年格外容易受「成癮是一種疾病」的觀點影響，因此對未來失去希望，本書尤其關注兒童發展過程中的成癮及其相關問題。當然，對很多成年人來說，察覺生命的意義也是幫助他們走出成癮的最佳助力，因此，本書的核心原則適用於所有年齡層的成癮者。

▌克服創傷的影響——

特定的童年創傷會對大腦造成永久性傷害，並讓這些受害者終身難以擺脫成癮問題，這是眾多標準擁護疾病模式的觀點代表。但我們堅決反對所有疾病模式的觀點，因為當人們堅信自身的成癮與心理疾病是由過往創傷導致時，他們就會不斷陷入循環式負面自我反思中。我們尤其反對將這樣的病理性理論應用在兒童與青少年身上，因為這會讓孩子與他們的家長、教師，將類似過動症（ADHA）、對立違抗性障礙（ODD）、抑鬱和雙相情結障礙（躁鬱症）的標籤貼在他們身上。

> 在我們的社會中，這類標籤越來越常見，在某種程度上，它們單靠自己就足以繁殖和擴張。

疾病模式傾向於將兒童或成年人表現出的發展遲緩或失足，診斷為永久性人格障礙。與此相反，我們的理念與策略完全基於正常兒童與成人的發展性模式，而這正是疾病模式所忽視的；我們的發展性模式認為，你或者你的孩子能夠改變和成長，克服正在阻礙你們的問題。

換言之，你們在成長的過程中，能夠逐漸攻破這個由「成癮」及其他相關問題組成的殼，成為一個更好的人。當然，在這個過程中，你們可能會時不時地需要一些幫助，但為自己貼上「病人」標

籤對此毫無助益。我們的模式提倡的是一種實用、有自主力且樂觀、不聽天由命的方式，後者最為重要。我們想要也期待發展性模式能夠幫助你，也能幫助所有的父母、教師、諮詢師及其他行業的人，用更好的方式面對自己的人生。

▌成癮的發展性模式──

讓我們退一步，先為「成癮」下一個清楚的定義。成癮是一種對特定習慣或行為產生的有害依戀，這種習慣或行為通常能帶來獎賞性體驗，讓我們體驗到快感，因此持續沉迷其中，對其負面影響視而不見，有時候，它甚至讓我們陷入絕望或自我毀滅的深淵。

這個定義一點也不神奇，沒有涉及任何生物學內容。讓成癮和其他健康行為或建設性、獎賞性行為有所不同的是，它帶來的破壞性結果：成癮行為常常帶給我們身體健康、人際關係、職業發展或其他生活中的核心內容負面影響。同時，帶來快感與負面影響的成癮行為往往會形成一種惡性循環，而這樣的成癮常常與藥物相關，如菸草、酒精、止痛藥或者其他合法、不合法的物質，但也常常出現在使用網路、購物、賭博及個人依戀行為中。

因此，認為成癮只與藥品相關的主流觀點是錯誤的。世界衛生組織和美國精神病理學協會等組織最近才開始承認這一點，但普羅大眾依然抱持著許多關於成癮的錯誤觀念。

一個常見的錯誤觀念認為，所有人都同樣容易受到藥物成癮的誘惑，但事實並非如此；經歷絕望、感覺自己無法控制人生的人更容易成癮，無論是因為戰爭、貧窮，還是有其他困難或嚴重的心理問題。

另一個錯誤的觀點認為，研究已經證明，大腦或與基因相關的

生理因素導致了成癮。這些大眾接受但實際上是錯誤的觀點，讓我們將成癮視為一個永久性生理特徵，這暗示著那些有成癮行為的人無法再以積極的方式，重新與世界連接。但實際上，改寫自己與成癮行為的關係並非罕事，尤其是那些對性、愛和食物成癮的人，對他們來說，這是唯一的出路。

指出這些社會文化中常見的錯誤觀點是因為我們認為，**我們應該好好對待那些因成癮而備受折磨的人，對他們提供更有效的幫助，讓他們意識到自己有能力也值得更好的生活，幫孩子走向更積極的道路。最後，在這個充斥著物質成癮與其他成癮問題的社會中，所有人都需要改變對成癮的態度，讓我們的社會變得更好**。表 1 展示了疾病模式與發展性模式之間的區別。

作為本書作者，我們將結合理論與實際經驗來闡述觀點；我們特殊的背景與經驗也將提供更全面的視野，希望大家都能夠有所獲益。

表 1：理解成癮的方式
疾病模式（如匿名戒酒會與腦神經科學）VS. 發展性模式

	疾病模式	發展性模式
本質	非此即彼的疾病狀態	正常人類行為連續軸的頂端
成因	化學因素、生理因素、創傷	應對問題的方式，受環境影響
對象	某些藥物和酒精	任何沉浸式體驗
持續時間	無法改變，持續終生；可服藥抑制（大腦疾病）	無論治療與否，通常會隨人生發展而讓成癮行為減少或消失
人的自主權	每個人都無法控制自己	人們在選擇中行使自主權，他們是有自主力的
治療	Tx 藥物（腦神經科學）或靈性、團體支持（如匿名戒酒會）	人生發展的必然；技能、意義、促進動機的 Tx
社群	僅包含成癮人士	與所有人類相關
自我認同	「我是一個成癮者／酒鬼」	「像所有人一樣，我是一個有著需求和有能力的人」
結果	不戒除或服藥，就會自我毀滅或死亡	有著不同的目標，從戒斷到正常、降低或者不那麼破壞性地使用（降低行為的破壞性）
教養方式	傳遞成癮行為	使用有理可據、合理的教養技巧
價值觀	無價值觀（腦神經科學）或道德性價值觀（匿名戒酒會）	以有益社會、社群、有意義和其他價值取向的方式來工作

Memo

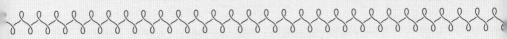

1. 成癮是一段發展過程

「成癮並非媒體與美國醫學界認定的絕症，
它的康復應該是一種自然的常態。
給予合適的環境、時間和期待，
至少大部分人都可以，也將自然康復。」

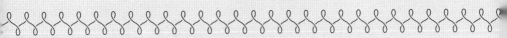

成癮是一段發展過程

每個人一生中或多或少都會遇到與成癮相關的問題，因為它是一種常見的人類自然反應，只不過我們會受個性、信仰、生活環境、個人經歷、機遇與前途等因素的影響，而有不同的反應。

為什麼說成癮與康復是一段常見的生命過程，所有人都觀察過、體驗過並經歷過呢？在我們當下的生活中，在歷史與文化事件中，從越戰到當今社會毒品氾濫的危機，其實只要認真觀察，我們都能意識到這一點。在此時此刻對生命的切實探索，讓早期發展經歷與成癮之間的聯繫自然地顯現在人們眼前。

成癮有三個組成要素：

● 正在經歷成癮的個體

● 個體所處的情境，包括生理、社會與文化環境

● 個體的發展狀況，即個體此刻在自己生命中所處的位置

每一個要素都能夠讓一個人更容易成癮，同時每一個要素也都能讓這個人遠離、限制或克服成癮對自己的影響。

讓我們從成癮最令人感到折磨與痛苦的地方談起，這也是每次媒體在談論毒品與成癮時不約而同聚焦的切入點。[1]這些深受成癮折磨的人更容易受極端經歷與當下情況的影響，包括心理障礙、家境貧困與創傷等。

一些人在生活中已不再擁有正常的人際關係與社交。例如，我們將在下文講述那些生活在「酒屋」（wet housing）的人，他們通常在極端的生活困境中長期掙扎，而這些人很大程度上無法完全戒

---

[1]幾乎可以肯定的說，你從來沒有在電視中見過愉快的古柯鹼或海洛因成癮者，儘管因毒品感到快樂的成癮者不計其數；你也從來沒有看到節目出現以恰當、合理的方式使用止痛藥的人，但在真實生活中，止痛藥的使用其實十分常見。

除酒癮，但就算是這些面臨限制與困境的人，依然有很大的可能性可以適度改善自己的生活。

對於大部分人來說，成癮是情境性的，且通常持續時間有限。在一些案例中，如生活在戰區的人們，就像那些參與越戰的士兵，成癮更具情境性，這一點顯而易見。

▎ 從海洛因成癮中自然康復的越戰老兵──

當 1975 年皮爾博士和亞契·布洛德斯基（Archie Brodsky）在他們所著的《愛與成癮》一書中談及越戰歸來的老兵時，他們引用了軍隊副部長，同時也是醫生的理查·威爾伯（Richard Wilbur）的話：「我在醫學院學到關於成癮的一切知識，即那些物質成癮的人一輩子都無法擺脫成癮，都被證實是錯誤的。」實際上，在亞洲出現海洛因成癮問題的老兵中，有超過 90% 的人在回到美國後馬上擺脫了這個問題。

李·羅賓斯（Lee Robins）及同事撰寫的傑作《老兵離開越南三年後：研究如何改變我們對海洛因的看法》（*Vietnam Veterans Three Years After Vietnam: How Our Study Changed Our View of Heroin*）記錄了老兵在越南的成癮經歷，從未有人像他們一樣，針對海洛因成癮人群進行如此嚴謹與詳盡的研究。羅賓斯及同事對海洛因的全部信念都被他們自己的研究推翻了，大部分軍人（85%）宣稱，回家之後那些毒品唾手可得──所以我們可以忽略毒品獲取的可能性對他們康復的影響，其中約有一半的軍人在回到美國後曾經嘗試過毒品，但就算在那些容易受到成癮影響的群體中，這些人僅有不到三分之一真的重新成為毒蟲。換言之，對曾經是毒蟲的軍人來說，毒品的非成癮性使用不僅是可能的，甚至在與戰時極度不

同的環境下，顯得更為正常。①

　　最令我們震驚的不是這個令人驚訝的研究結論，而是這些醫學專家居然對人類成癮行為的真相，即成癮行為很容易受個人價值觀、經歷與背景的影響一無所知。很明顯，對於大多數軍人來說，成癮行為是處在具有高度威脅性和隔離性環境的暫時反應，當他們離開並回到舒適的環境中，這些藥物就無法再以成癮的方式影響他們了。不像這些醫學「專家」，大部分人都有離開戰區回家後，就不那麼容易上癮的常識。

　　這個廣受媒體大量報導的結論，只是越戰老兵康復研究的一部分成果。羅賓斯及同事還發現，與其他街頭常見的毒品相比，如安非他命（amphetamines）、巴比妥酸鹽（barbiturates）或大麻（marijuana），海洛因在老兵中的使用率並沒有任何差異（換句話說，海洛因這種非法鴉片類藥物不會比其他藥物或體驗更容易讓人成癮，而大部分成癮專家到現在都很難理解這一事實）。此外，羅賓斯等人更發現，比起那些迴避治療的人，接受治療的人實際上表現出更糟糕的成癮狀態。

　　實際上，他們發現，那些在回國後依然無法擺脫成癮問題的老兵，在進入軍隊前就已經有成癮的傾向，並有著各種生活困難問題。

　　在越戰結束十多年後的 1993 年，羅賓斯撰寫了一篇名為《海洛因成癮越南老兵的迅速康復：僥倖還是常態？》（'Vietnam Veterans' Rapid Recovery from Heroin Addiction: A Fluke or Normal Expectation？'）的論文，充分的研究結果給予我們一個明確的答案：

①皮爾博士向康復的人提出一些問題，這些人發誓自己再也不會在任何情況下使用任何精神活性物質或曾經令他們成癮的物質。「在你康復之後是否接受過重大手術？是否在醫院裡或離開醫院後服用過止痛藥？如果需要接受手術，你是否會堅持不使用任何止痛藥物？」理所當然，他們選擇接受止痛藥，這種成癮與藥物使用的情境性概念就是我們所說的，也就是讀者即將看到的「減損」。

從海洛因成癮中自然康復並非越戰老兵的特例，而是廣泛適用的自然規則。

這個研究結果的重要性不言自明，意味著，**成癮並非媒體與美國醫學界認定的絕症，它的康復應該是一種自然的常態。只要給予合適的環境、時間和期待，至少大部分人都可以，也將自然康復。**

讓我們對比一下來自負責治療成癮的美國成癮藥物協會（American Board of Addiction Medicine）資訊，它聽上去充滿了科學性和聽天由命的意味：

> 「我們需要理解成癮就是一種疾病，管理成癮的方式就像在管理慢性疾病，如哮喘、高血壓或糖尿病」，波士頓大學醫學中心的負責人丹尼爾・阿爾福德（Daniel Alford）醫生表示，「要想治好他們非常困難，但是你可以幫助他們控制成癮問題，透過藥物和心理治療，幫助他們正常生活。」

威廉・懷特（William White），一位業界以最平衡與嚴謹聞名的傳統成癮專家[1]，在 2012 年分析了 415 篇關於成癮康復的報告。（正處於成癮「康復」中的）懷特挑戰傳統疾病模式，他認為成癮並非是一種只能惡化、無法好轉的慢性疾病。他發現：「康復並非只發生在那些少數良心發現成癮者身上的奇蹟，如果這些成癮問題中存在著任何自然的發展性趨勢，那就是朝向緩解與康復的。」

這一真相的決定性證據，是 2012—2013 年間一篇名為《酒精

---

[1]《亞特蘭大報》（*The Atlantic*）刊登了一個名單：「十個替成癮與康復領域帶來革命的人」。懷特是這個名單上的第一人，皮爾也囊括其中，但注解為「有爭議」的，因為「他認為匿名戒酒會並不是治療酒精成癮的唯一方法，而且酗酒並非疾病」。

依賴及相關問題的全美流行病學調查》（*National Epidemiologic Survey on Alcoholism and Related Conditions*，簡稱 NESARC）的研究報告。這一研究包含超過 4.3 萬人的面對面訪談，主要內容是他們一生中的物質濫用情況，從中發現，絕大多數人在一生中都曾克服過物質依賴問題（他們在研究中將「物質成癮」稱呼為「物質依賴」）：84% 的人停止使用尼古丁（吸菸），91% 的人停止喝酒，97% 的人停止使用大麻，99% 的人停止使用古柯鹼（cocaine）。另一項獨立研究調查了上述研究中曾濫用處方藥的目標對象，如安定劑（sedatives）、鎮靜劑（tranquilizers）、興奮劑（stimulants，如安非他命）、鴉片類藥物（opioids）等，他們發現，96% 的人停止服用以上藥物，其中約一半的人能夠在藥物依賴問題出現的四五年後康復，一生都無法擺脫成癮問題的人很少。①

　　不幸的是，這些資料不受重視，主流社會對成癮的病理性看法依然根深蒂固。就如成癮領域的記者與專家瑪雅・查拉維茨（Maia Szalavitz）所問：「大部分人都能夠隨時間克服成癮，為什麼這一事實大家無法接受？」她寫道：「已有證據表明，認為成癮是一種需要治療的慢性疾病的觀點是錯誤的，然而這一領域的治療者或報導者似乎忽略大部分人的自然康復」，她強調，「大部分康復的人都接受了藥物與專業的治療。」

▋ 改變成癮者的故事──

　　為什麼我們很少聽到成癮者自然康復的故事？利益相關的美國

---

①有些讀者提出了關於清毒（*detoxification*）的問題，或者說如何克服戒斷反應的問題。可以說，戒斷反應會出現在很多人身上，環境與期待會影響戒斷反應，就像它們會影響成癮一樣。一些人需要或者簡單來說渴望醫學或其他方式的監督，而有些人可能不需要，能夠自己戒癮（如戒菸）。我們無法告訴你該如何做，本書作者之一羅茲就靠自己逐漸戒除了海洛因。

康復產業在宣傳中所起的作用是原因之一；但另一個原因是，自然康復過於常見，我們從未刻意想過。涉足酒癮、毒癮的二十歲出頭的年輕人遠比五十多歲的人多（資料見後），而這些人都會成長、工作且建立家庭。每個人都知道也接受這些事實，然而我們很少去想那些曾是毒蟲的年輕人，到五十多歲時會是什麼樣子。

對於大多數曾經有過嚴重吸毒或酗酒習慣的人，他們當下的戒癮狀態似乎只是自己生活的一部分，沒有任何特別的地方。隨時間成長，逐漸恢復正常的生活，情緒安定，開始關注工作、事業和家庭，撫養孩子，或走向其他的積極人生旅途。這就是康復的自然過程，而我們似乎對此從未認真思考過。

在美國發起康復運動開始後，之前有過成癮習慣的人才開始給自己貼上「康復中」的標籤，而這樣的行為只是在鼓勵（實際上更像是指責）這些人，讓過去的成癮經歷成為他們自我認同中無法迴避的一部分。

實際上，那些酗酒或物質依賴者並不認為自己是成癮者，他們也不應該這樣看待自己，因為這樣的標籤會永遠成為自我認同的一部分，本書的作者因此避免使用這些名詞或標籤——沒有人應該被貼上如此負面、自我實現且自我貶低的標籤。這些經驗來自我們過往的工作，也來自作者羅茲的經歷。在二十歲出頭時，他重度海洛因成癮，但最終從這樣的成癮中快速走了出來。

像羅茲這樣從重度海洛因成癮中快速康復的年輕人實際上十分常見，NESARC 調查中就有不少案例。當然，其中一部分人需要耗費幾十年時光才能成功擺脫成癮。根據美國政府的 NESARC 研究，有一半人在以下轉捩點擺脫了物質成癮問題：

● 菸草 =26 年
● 酒精 =14 年

● 大麻 =6 年

● 古柯鹼 =5 年

這是不是很有趣？非法藥物的成癮居然遠比其他物質更快康復：大麻需要平均花 6 年時間，而古柯鹼只需要 5 年。NESARC 並沒有將海洛因成癮的美國人單獨列出來分析，但是羅賓斯在越南和其他國家發現了類似結果。似乎是因為非法藥物成癮對生活的影響太嚴重，以至於人們往往能以更快的速度戒除，例如擺脫重度古柯鹼成癮的棒球選手基斯‧赫南德斯（Keith Hernandez），就曾在公開場合表示，40% 的選手都使用過古柯鹼。

在 NESARC 研究中，有一些人在康復的過程中經歷許多重大的人生改變，康復後的他們，已經成為與最初成癮時完全不一樣的人了。與疾病模式所主張的截然相反，這才是正常的發展過程。

◆案例研究①：我真的是個酗酒者嗎？

瑪格麗特不知道自己究竟是不是一個酗酒者，所以來找皮爾。她 17 歲就加入匿名戒酒會，當時的她無家可歸，常在街上和其他流浪的青少年分一瓶酒喝，但是她從來不喜歡喝酒，只是當酒瓶傳到手中時會被動地喝幾口。社會服務機構協助她找到寄養家庭後，讓她加入了匿名戒酒會。

15 年後，瑪格麗特結婚並有了一個孩子，她生活在一個富裕的社區，加入了社區新媽媽的小團體。喝紅酒成為她們每週一次聚會的日常活動，她感覺自己不喝酒的行為開始變得不合群，她已經有 15 年滴酒不沾了，也從未隨心地品嘗紅酒的味道，但現在很想試試看。

這個案例看上去似乎簡單無比：如果你從來就不喜歡

喝酒，怎麼可能是個酒鬼？

　　但這個案例中存在一個基本的問題：像瑪格麗特這樣曾經在青少年時期是酒鬼的人，為什麼到了 30 歲已經結婚生子的她，喝酒所要冒的風險，還會和當初那個無家可歸、生活混亂的自己有任何關係？

　　生活可能遠比我們所想的複雜。我們當然可以武斷地假設，瑪格麗特從來沒有酗過酒，所以推論她不可能是個酒鬼。但瑪格麗特在成長過程中一直認定自己是個酒鬼，改變一個人的自我認知及在世界上的位置需要大量的精力與工作。此外，瑪格麗特的丈夫也是匿名戒酒會的成員，他希望持續參加匿名戒酒會的活動，更讓她和皮爾不得不竭力就她「從未有過的疾病」中康復。

　　瑪格麗特是典型的自我標籤式案例。在 NESARC 研究中，研究者訪談曾有酒癮或濫用藥物行為的人，他們都客觀上符合酒精或藥物成癮的臨床標準，而其中一部分人被告知，他們的成癮將伴隨自己一輩子，但就算如此，他們也大都不認為，過去曾經歷的困境——甚至是長時間——就意味著他們現在是成癮者或酗酒者。這種看法並非毫無依據，NESARC 研究發現，大部分曾經對酒精產生依賴的美國人，現在已經能夠以正常的方式飲酒。

　　即使沒有幾百年，也可以說至少這幾十年來，成癮者恢復適度使用酒精或藥物，已經成為文化與治療中令人擔驚受怕的危機。我們不能說適度使用這一原則可以套用在每個人身上，但資料顯示，對於大多數人來說，這樣的情況在生活中隨處可見，羅茲在社交場合會喝點酒，但他不再使用海洛因。查拉維茨是《未曾破碎的大腦》（*Unbroken Brain*）一書的作者，也曾經是一位海洛因與古柯鹼成

癮者，但現在會適量地喝點酒。一些明星，例如茱兒・芭莉摩（Drew Barrymore，她的故事我們會在下文講述）等都勇敢地向大眾表示，自己已經從成癮中康復了，而非「康復中」。

查拉維茨對這一現象感到憤怒：「對某些人來說，康復似乎變成了那些完全戒絕使用的人才能進入的俱樂部，而其他人只能在門外吹冷風。」

想想那些你知道的曾經有成癮問題的人，如果他們真的再嘗試一次，就會回到和過去一樣的成癮生活中嗎？如果他們只是接受手術，而醫生開了止痛藥呢？如果他們只是在節日中喝了慶祝的雞尾酒飲料，卻沒有意識到裡面含有酒精呢？

的確有人重新陷入成癮中，但大部分成癮者明白復發將會犧牲太多重要的事物，而不會有人希望失去自己生命中最美好與最有意義的事物。

◆案例研究②：約瑟夫無法想像重新成癮的生活

約瑟夫從小在紐約市的街頭流浪，也在流浪生涯中成為海洛因成癮者。每個人都知道這一點──他在警察局都有案底了。他沒有念完高中，幾乎是個文盲，無數次在警局進進出出。但當他二十多歲時與一名有大學學歷的社工結婚後，他的人生完全改變了，他拿到高中畢業證明，之後從社區大學畢業，和妻子搬到郊區，自己也成為一位諮詢師。對有像他一樣的過去的人們來說，他的人生故事有著真實的說服力。

有一天，約瑟夫在做菜時受傷，治療他的醫生並不知道他的往事，所以幫他開一張可續開的止痛藥處方。看到

這個處方，約瑟夫笑了，當初的他可能會因為這張處方喜出望外；但現在的他幾乎能夠想像再次成癮可能失去的一切：婚姻、家庭、工作，還有社區裡眾人對他的尊重。當傷好了之後，約瑟夫將剩下的處方藥丟到垃圾桶裡，又一次的笑了。

這個故事的重點在於，由於受傷帶來的疼痛，約瑟夫在很短的時間內再次使用了鴉片類藥物，而我們知道約瑟夫已經能夠以恰當的方式使用處方藥。同時，他的故事告訴我們，目標和連結的影響遠比藥物的影響強大，其他事物的意義與價值感也有同樣功效。

◆案例研究③：奧茲叔叔忘了他的菸癮

1960 年代早期，皮爾在祖父的葬禮上發現當時 42 歲的奧茲叔叔不再吸菸了。奧茲告訴他，吸了 25 年菸後他戒掉了菸癮，這還是在 1964 年外科醫生研究報告吸菸會致癌好幾年之前的事。

皮爾問叔叔為什麼戒菸，奧茲說，他戒菸是因為同事的一句調侃話。當時，香菸剛剛漲價，奧茲把錢塞到香菸自動販賣機裡，他的同事調侃說，他是被菸草公司「哄騙的傻子」。

「你說得對」，奧茲回答，「我打算戒掉。」在抽完他買的那包菸之後，他再也沒有抽過菸。

和皮爾聊天的時候，奧茲並沒有掩飾他過去的陋習：「抽菸的確挺噁心的，18 歲開始我就每天抽四包菸，我的工作椅上從來不缺點著的菸。在那句調侃話之前，我從來

沒有想過要戒菸。」

幾十年過去了，皮爾在奧茲叔叔 90 歲生日派對上問他 50 年前的戒菸決定，幾乎半個世紀沒抽菸的奧茲很困惑：「我抽過菸？」

但你不需要等待 50 年才作出改變。

在理解奧茲的故事時，我們必須考慮一些關鍵的個人背景資訊。奧茲是工會的談判代表、堅定的反資本主義人士和反大商業組織的戰士；實際上，在 1950 年左右，他差點被貼上「共產主義者」的標籤。

但是，為什麼奧茲能夠因同事的一句話，決心停止持續 25 年，每天抽四包菸的習慣，餘生再也不抽呢？我們將重新回到對這個問題的解答上，因為這與戒癮和預防成癮有著重要的關聯。同時，我們也希望大家能思考目標與價值的重要性。

儘管奧茲有著獨一無二的個性，他的故事依然是正常發展過程的又一實例。的確，生命的拋物線（當然還有機緣巧合）有著迥異的軌跡，但大部分人都能在前進的過程中告別成癮，就如皮爾和伊利斯·湯姆森（Ilse Thompson）的共同著作《康復！幫助你停止像成癮者一樣思考並重掌人生的自主權》（*Recover! An Empowering Program to Help You Stop Thinking Like an Addict and Reclaim Your Life*）中所描述的，對自身的價值、目標和意義的看法，都會成為戒癮者的助力。

我們覺得這些都是令人欣喜的好消息，但同時也對（如查拉維茨）公眾的一無所知而感到驚訝。

你可以自己做個實驗，試著在周圍尋找自然康復的例子，例如簡單地詢問在沒有任何幫助的情況下，多少人戒了菸（這是

26

NESARC 研究中最難戒除的成癮物質）。你會發現，這一現象在你認識的人中也十分常見，這不令人驚訝嗎？

▍發展復原力——

　　就算人們可以，也經常能做到戒癮，但最好還是一開始就不要陷入成癮中。所以，我們能夠做些什麼來幫助那些還未成癮，但因為嚴苛生活環境而有很高風險成癮的孩子呢？

　　首先，讓我們思考一下「高風險」一詞。在校園裡，每個人都知道哪些是高風險的孩子。作者非常抗拒標籤化，但我們的確需要明白，處在某些情況下的孩子需要特殊的幫助，這是非常簡單且合理的教育政策。然而，我們通常不知道該如何幫助他們。最有效的方法是有多支專業隊伍能夠為學校和社區中的這類孩子提供資源與支援。《紐約時報》（*New York Times*）專欄作者大衛・布魯克斯（David Brooks）曾在文章《在美國發生的好事》（*A Really Good Thing Happening in America*）中，描述過這樣一個系統：

　　　　在桌邊坐著的是小鎮中所有能夠接觸到這些孩子的人，有校長、鎮長，也有商業部長、當地聯合公募會（公益組織）的人員、警察局局長、前市長和新聞編輯……還有所有可能對孩子產生影響的人——家人、宗教領袖、醫生、營養學專家等。這些人聚在一起，像一個社區系統一樣，共同嘗試回答這些問題：孩子在哪裡走上了歪路？我們的系統內有什麼資源可以幫忙解決這些問題？我們應該如何合作，一起使用這些資源？

從根本的角度來說，我們都理解「復原力」這一概念的重要性，它對那些生活在逆境中的兒童來說尤其重要。在現實生活中，就算是那些身處逆境的孩子，其中的大多數（資料來源於制定兒童逆境量表的研究）最後並未成為毒蟲，且能夠建立積極的未來和人際關係。這一切是怎樣發生的？我們如何利用這些來幫助眼前的這類孩子？

心理學家安吉拉・達克沃斯（Angela Duckworth）在她的新作《毅力》（*Grit*）中——我們所有人都希望孩子能擁有的復原力的通俗說法——將兒童發展問題與心理健康聯繫在一起。《毅力》描述了人們在努力達成生命目標時所需要的堅持，而這種堅持需要對自己與未來有著積極與樂觀的信念。

達克沃斯的研究主要關注教師與父母應該如何幫助孩子發展出樂觀的信念，這種樂觀的信念對那些面對困境，尤其是本書中被診斷為成癮的孩子來說至關重要。當然，擁有希望與堅持對所有孩子來說都是極為重要的特質。

在現代社會中，我們似乎難以在孩子身上，甚至包括那些非傳統意義身處逆境的孩子身上培養這種樂觀與復原力，有很多孩子難以應付學校與社會對他們的要求，甚至有越來越多出身名校、家境不錯的孩子出現驚人的焦慮與抑鬱。然而，生活在內陸城市和偏遠貧困區域，如阿帕拉契山脈的孩子，其實更容易走向令人擔憂的未來。就像查拉維茨指出的：「當你生活貧困，想擺脫成癮就格外艱難。」

想要讓這些身處逆境的孩子都有信心和勇氣走向積極的未來是個難題，更別提他們不像那些生活富裕的人們可以獲得額外資源。無論是誰，為自己創造出一條擁有希望與信念的路，都是幫助他們克服成癮的最佳助力。如果某一群體的孩子更容易受到創傷、精神

疾病或成癮的影響，這意味著我們做得不夠多。作為社會成員，我們應該努力降低並扭轉這一趨勢。

　　然而，我們甚至都無法在那些生活富足的孩子身上培養出良好的毅力。

Memo

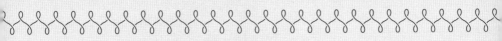

2. 成癮經歷

「人不會因為使用鴉片類藥物就出現成癮問題，
因為他們擁有在生活中想要追求的目標，
而藥物只會干擾他們達成目標。
這種幾乎每個人都能理解的常識，就是治療成癮的關鍵。」

成癮經歷

為了更理解成癮，我們不能只關注酒精或藥物成癮，還需要去探索所有成癮行為背後的共同性。由於生命中特定的境遇，人會在各種各樣的成癮行為中尋求慰藉，這些行為可能會在帶來快感的同時產生破壞性影響，雖然這種影響可大可小，但最終都會讓人找到更好的生活方式。

成癮的物件並非只限於藥物，實際上，美國精神病學協會已將許多常見的非藥物性依賴認定為成癮行為。雖然許多藥物的使用並不一定導致成癮，但在美國人心中，像惡魔一樣存在的鴉片類藥物已經牢牢地與成癮聯繫在一起。

鴉片類藥物的使用由來已久，人類經常大劑量地服用。廣泛使用鴉片對 19 世紀的美國人與英國人產生不少影響，但歷史學家與一般作家對此有著相當不同的觀點，連帶影響了現代人對鴉片的看法。大衛‧克特萊特（David Courtwright）在 1982 年出版的著作《暗黑天堂》（*Dark Paradise*）中認為，19 世紀的美國充斥著毒品成癮者；而維吉尼亞‧貝里奇（Virginia Berridge）在 1998 年出版的《鴉片與人民》（*Opium and the People*）中表示，目前沒有證據顯示 19 世紀的英國毒品成癮者氾濫成災。實際上，20 世紀初，鴉片類藥物（包括嗎啡和海洛因）才被醫學組織單獨列為導致成癮的特殊物質。

將成癮看作疾病的觀點逐漸成為「正常」的科學，讓人忽略反對者的觀點。病理性觀點的支持者認為，這種理論模式是人性化的，因為它把成癮者視為被害者。雖然這種想法的出發點是好的，但是忽略了疾病模式對現實世界的影響。這些所謂的鴉片類藥物受害者在 20 世紀早期成為被唾棄的社會棄兒，1914 年通過《哈里森稅務法案》後，他們又從棄兒變成了罪犯。這種在人類史上近期才出現

的醫學疾病模式與犯罪性觀點，似乎不再將藥物成癮者看作一個真實的人，反而將藥物的使用看作罪惡且失控的——他們認為是藥物占據了人類的心靈。

▌美國的止痛藥歇斯底里症——

政治家、公共衛生工作者和媒體向大眾補充藥物的科普知識時，總會採用那些藥物使用者中最悲慘的案例，從而不斷強化大眾眼中藥物使用者的負面形象，而這樣的做法也延續到當代社會所面臨的鴉片危機。如前文所述，這種對藥物歇斯底里式的恐慌毫無根據，例如「全美藥物使用與健康調查」（the National Survey on Drug Use and Health）在 2015 年調查了 980 萬合法或非法使用過鴉片類止痛藥的人，僅有 1% ～ 2% 的使用者遭遇了一些問題，更不用提嚴重到藥物依賴或服藥過量的情況了。

◆練習：所有人都應該知道的止痛藥知識

如果有超過千萬的人在使用止痛藥後沒有出現成癮的情況，我們為什麼還會認為山姆・科基諾（Sam Quinones）在《夢想之地》（Dreamland）中指出的鴉片類藥物，如含有相同物質的海洛因、撲熱息痛（percocet）和德美羅（demerol），從本質上來說是致癮的？

斯坦頓為此設計了一個練習，他問帶領的團體成員中有多少人吃過止痛藥，每個人都舉起了手，他又問有誰對他們吃的止痛藥出現成癮行為，沒有人舉手。斯坦頓最後問：「為什麼你們沒有對這種『高致癮』性物質產生成癮反應？」

　　斯坦頓是芝加哥內城區超越家庭康復中心的委員，這個組織由布萊恩‧克雷西（Bryan Cressey）一手創立，作為一位醫療保健投資的先鋒，克雷西意識到我們更應該給予那些身處貧困地區的成癮者更全面的支持，而非當下流行地為那些特權階級人士提供昂貴（且無效）的治療。

　　康復中心的委員都有著較高的社會成就且無人有成癮問題，當斯坦頓引導他們做這個練習時，克雷西回答道：「在一次膝關節置換手術之後醫生給我開了止痛藥，我覺得它讓我注意力渙散，無法正常工作和生活。因為我太想恢復原本正常的生活，所以幾天後就提前停了藥。」

　　這個機構的首席執行官在此後宣布，他將斯坦頓為超越家庭康復中心提出的指導方針命名為「成癮的追求與意義治療法」。

　　克雷西的回答正是上百萬普通人的答案。**人不會因為使用鴉片類藥物就出現成癮問題，因為他們擁有在生活中想要追求的目標，而藥物只會干擾他們達成目標。這種幾乎每個人都能理解的常識，就是治療成癮的關鍵。**

　　雖然我們的確需要重視處方藥物濫用的風險，但已經不斷有資料向人們證明，止痛藥本身並非如此危險或致命，可是為何當今美國社會面對鴉片類藥物危機的處理方式，反而讓那些有鴉片類藥物處方的患者更難獲取所需的止痛藥？這樣的情境迫使患者向街頭的非法藥物提供者購買止痛藥，其中也包含海洛因。

◆案例研究：知名歌手「王子」的故事

王子逝世於 2016 年，享年 57 歲。斯坦頓認為，如果王子只服用醫生開給他的處方藥，他根本不會死亡。他真正的死因是混合使用幾種未接受管制的鴉片類藥物。兩年後的 2018 年，郡代理律師（county attorney）表示王子使用含有芬太尼的偽製維柯丁（vicodin），同時他的保鏢也向其提供了自己的處方藥物撲熱息痛。

這是一個典型的止痛藥致死案例，王子將無處方的藥物混合使用，從而導致死亡。諷刺的是，王子曾驕傲地向公眾宣稱自己從不酗酒或使用非法藥物。他的死因是那些街頭化學家胡亂拼湊的鴉片類藥物，再加上他在無醫生監督的情況下同時使用其他止痛藥。

當一個人過世後，我們可能會聽到相關的藥理毒性報告結果，或什麼結果都沒有。以下我們列出了著名藥物致死案例中常見的藥物：

● 湯姆・佩蒂（Tom Petty）：芬太尼（fentanyl）、羥考酮（oxycodone）、替馬西泮（temazepam）、阿普唑侖（alprazolam）、西酞普蘭（citalopram）、乙醯芬太尼（acetyl fentanyl）和異丙酚芬太尼（despropionyl fentanyl）（最後兩種藥物為黑市配方）

● 嘉莉・費雪（Carrie Fisher）：古柯鹼、美沙酮（methadone）、搖頭丸（ecstasy）、酒精、抗抑鬱藥和鴉片類藥物（費雪是成癮康復代言人）

● 菲力浦・西摩・霍夫曼（Philip Seymour Hoffman）：海洛因、
古柯鹼、苯二氮卓類藥物（benzodiazepines）、安非他命
● 艾米・懷斯（Amy Winehouse）：酒精、苯二氮卓類藥物
（benzodiazepines）。人們常常在治療中得到使用這類藥物
的建議，懷斯接受治療的診所（Priory Clinic）也是如此。

這些人不是因為單純使用海洛因或處方止痛藥而死亡，我們會
看到，在可控環境中，人們對藥物的使用從未導致死亡。如果王子
獲得了單一的鴉片類藥物供貨管道，無論這種藥物具有何種效力，
他可能都不會死亡。他的合法藥物提供者可以與他商討對藥物的依
賴問題，或這些問題背後的成因，以及可能存在其他形式的止痛藥
等等。若能這樣，也許他還活著。

▌反止痛藥運動──

對止痛藥的恐懼背後其實存在一種錯誤的觀點，即認為成癮是
定期使用藥物後的生理結果。那些反鴉片類藥物的網站不斷向公眾
宣傳這些藥物的可怕影響，「對處方類鴉片藥物的依賴可能在使用
5 天後就出現」，或者宣傳喝酒會導致酗酒，最後導致酒精成癮等。
事實上，當藥物逐漸占據個體生活中的特定位置或對其存在有特定
意義時，成癮才會出現。

美國疾病控制與預防中心（Centers for Disease Control and
Prevention，簡稱 CDC）在 2016 年公布了對處方止痛藥的管控條
例，展現出主流社會對成癮的誤解，及這些誤解帶來的風險。他們
認為，長期服用止痛藥就意味著成癮。CDC 建議「給予急性疼痛患
者的鴉片類處方藥不應超過 7 天」，且開藥者應該避免那些慢效或

長效（extended-release/long-acting，簡稱 ER/LA）鴉片類藥物的處方，因為這會讓止痛藥在人體系統內持續時間過長，但一些麻醉藥（止痛藥）專家對此表示異議。

有七名專家表示，這些建議將某些（通常有著長期成癮病史）個體的成癮問題推及所有使用鴉片類藥物的人身上，將個體脆弱性問題混淆為藥物本身的特性，他們提到：「如果有處方權的醫生停止為那些因慢效或長效藥物受益的患者開藥，相當於以藥物濫用者的罪過懲罰那些慢性疼痛的患者。」

與此相反，最受關注的公共衛生官員（如衛生局局長）和政治家從未停止發布訊息，以確保美國人將成癮看作使用藥物後不可逃脫、不可避免的結果。可悲的是，他們的言論不僅是因為他們希望獲得資金和選票的支持，更是因為他們對此說法深信不疑。

▌正常用藥——

真相與這些說法大相逕庭。和所有成癮物件一樣，雖然藥物的確有可能會帶來強烈的負面影響，但正常情況下，這些負面影響並不會發生。《英國醫學雜誌》（*British Medical Journal*）2018 年刊登了一篇針對處方鴉片類藥物使用者的追蹤研究，發現在多年服用鴉片類藥物後，僅有不到 1% 的人出現藥物的負面影響——其中包括任何物質濫用障礙或極端的服藥過量。（這個數字與前面提及的 2015 年全美藥物使用與健康調查結果相同。）

處方鴉片類藥物的使用者通常會遵醫囑服用藥物，而這樣的行為在非法藥物使用者中幾乎不存在。還有一個鮮為人知卻真實存在的事實：即使是非法藥物使用者，也存在一定比例的人（有正常的生活作息和未被污染的藥物）會管理自己的藥物使用習慣，同時沒

有出現成癮行為。在 2001—2013 年間擔任英國物質濫用國家治療中心首席執行官的保羅・哈耶斯（Paul Hayes）曾說過：

> 大部分藥物使用者是有資源、有良好生活技能與支援系統，以及家庭和睦的聰明人。這些資源讓他們能夠管理藥物帶來的風險，遠離那些最危險的藥物，控制服藥頻率與使用量以降低危險，並且最大化藥物帶來的快感。最重要的是，當遇到問題時，他們能從家人和朋友處獲得支持，而前景美好的工作、和睦的家庭，以及較高的社會地位帶來的保障，能幫助他們聚焦並維持走向康復的動力。
>
> 簡單來說，在決定藥物的使用是否走向成癮和最終預後（prognosis）情況的因素中，藥物本身的作用遠不及用藥者社會、個人和經濟情況帶來的影響……
>
> 不幸的是，那些政治家和媒體評論家更傾向於認同成癮是藥物影響帶來的隨機風險，常常忽視了社會困境與成癮之間的緊密關係。
>
> 雖然藥物帶來的成癮真實存在，但社會經濟地位穩定卻因成癮一蹶不振的相對少見非典型性經歷，掩蓋了那些**因社會隔離、經濟貧困、犯罪與糟糕的心理健康水準而深陷成癮的絕大多數人。成癮是他們所處境遇的結果，而非原因。**

受網站成癮（Addiction.com，宣傳藥物與成癮危險性的平臺）委託而進行的藥物使用者調查也有同樣的發現：

◆藥物使用者大多是普通人。
這個調查呈現藥物使用者平凡的一天。

「當開始收集資料（物件為超過 1000 名有使用藥物習慣的人）時，我們發現大多數藥物成癮者和普通人沒有什麼兩樣。」此調查的首席研究員洛根‧費里曼（Logan Freedman）表示。

如果不算那些調查中的特殊個體，費里曼的調查結果其實相當乏味。

「這些習慣（睡眠規律、早餐吃雞蛋、家庭生活等）似乎和大眾心目中成癮者的刻板印象截然相反。」費里曼說道，「大多數人都有工作，在正常的時間起床吃早餐……」

2016 年全美藥物使用與健康調查的結果顯示，2860 萬 12 歲以上的人（略低於美國總人數的 10%）曾在調查前 30 天內使用過非法藥物。想一想那些喝酒、使用處方藥或其他合法藥物的人，可以說，幾乎所有人都有可能使用過某種意義上的成癮藥物，但是為什麼有那麼多人沒有藥物成癮或酗酒問題呢？

當然，考慮到所有使用藥物的人，很多人的確因此受到不良影響，大家肯定經常讀過或聽過類似的故事，但請想一想，雖然車禍導致的龐大死亡人數會使我們關注駕車經歷的負面影響，可是更多人中並不會因為開車而死亡，出於便捷與需要，我們依然會選擇開車出行。

　　為娛樂自己而使用藥物的需求遠不如開車出行，使用藥物的人數也遠不及開車的人數。你不想使用藥物就可以不使用，但是，想像一下媒體或公共衛生部門公開反對開車出遊，廣播不斷充斥著警告，播出慘烈車禍的畫面。你可能再也不敢踏出家門一步，更不用說開車了。

▌ 恐懼本身的影響——

　　傑出的英國研究員約翰・大衛斯（John Davies）發現，1970 年代在他的故鄉蘇格蘭，那些對藥物有著最強烈負面或恐懼態度的青少年最有可能濫用藥物。他們往往出身貧困的家庭，年幼時一直被告誡藥物的危害，甚至不惜任何代價想要遠離這一切，但最終事與願違，其中很多人依然被藥物控制；在使用藥物後，這些孩子也遠比其他藥物使用者更容易遇到問題。

　　藥物濫用預防教育項目（Drug Abuse Resistance Education，簡稱 DARE）和其他大多數美國藥物濫用預防專案都採取了這種恐懼導向的工作方式，就如斯坦頓所著的《讓孩子遠離成癮》（*Addiction-Proof Your Child*）一書中所描述的，這樣的工作方式不僅已經證實無效，而且還會造成反效果。

▌ 關於迷幻藥——

　　在我們所處的社會中，即使不能說藥物無處不在，也可以承認藥物至少已作為一種工具，影響我們生活的方方面面，最顯而易見的例子就是心理治療，如抑鬱症的治療、嚴重或致命疾病的治療中使用的精神活性物質，有時候這些藥物也被當作探索未知的視窗——探索我們自己和整個宇宙。主流作家正將迷幻劑的使用作為

一種潮流向公眾推廣，如邁克爾・波蘭（Michael Pollan）在自己的書《如何改變你的心靈》（*How to Change Your Mind*）中就是這麼做的。

> 與很多上了年紀的中年人一樣，我的內心已經為生活中任何可能的遭遇設定了相對可靠的心理應對機制，這種機制能讓我輕鬆應對和解決日常生活的問題，但這意味著我的生活不再留有任何驚喜、奇蹟或改變的空間。在採訪了幾十個正在接受迷幻劑療法的人之後，我開始忌妒他們獲得的煥然一新生活態度。我不確定過去是否有過靈性的體驗，而屬於餘生的時間正在不斷消逝。像「搖一下雪晶球」（shake the snow globe）那樣震撼我的心靈，這個由迷幻劑研究者提出的概念變得格外誘人。

我們都可以從改變自身假設和看待世界的態度中獲益，就像波蘭最終決定採取的行動一樣。專家對這一問題有較為一致的看法，例如蓋博・麥蒂（Gabor Maté），這位我們並不贊同的創傷成癮專家，致力於為眾人注射迷幻物質南美卡皮木（ayahausca），以幫助他們擺脫過去的創傷。

然而，我們還需要將這樣的經驗整合到當下與未來的生命中。《紐約時報》（*The New York Times*）在對波蘭所著《如何改變你的心靈》的書評中這樣寫道：

> 在酗酒或吸毒後，人們往往會不斷唾棄自己當時的所思所為，這些迷幻劑的使用者則截然相反，他們似乎尤其珍惜彼時彼刻的體驗。雖然他們可能沒有意識到，但這些

41

體驗給予他們對自我、關係、需求與看待世界視角的哲學
啟示，它們帶來的影響遠比人們想像得更為深遠。波蘭寫
道：「這些體驗在生命中鐫刻下永恆且親切的印記。」

內化藥物帶來的體驗需要擁有穩固的生活基礎，對人生有追求
目標，並能掌控自己對藥物的使用，在藥物帶來的體驗中獲取益處，
也是使用任何藥物過程中必然存在的一部分。

▍成癮的脆弱性──

不去誇大藥物的危害並不意味著我們應該忽視它的存在。人們
因成癮而飽受折磨，有時候甚至因為藥物的過量使用、強迫性使用
和混亂使用而失去生命。和其他所有問題一樣，人們的危險性或致
命性藥物濫用行為與他們身處的社會境遇有很大的關係。想改善美
國當下嚴重的成癮與吸毒致死問題，重中之重就是要解決當下的社
會問題。

儘管毒品與酒精問題通常更容易出現在社會的邊緣群體中，但
這並不意味著它們不會出現在上層階級，這一點讓所有人心生恐
懼。泰瑞・麥戈文（Terry McGovern），前總統候選人喬治・麥戈
文（George McGovern）的女兒，45 歲，有兩個女兒，卻因酒精中
毒死於街頭。在解釋女兒長期的酒癮問題時，喬治・麥戈文說道：
「她知道如何愛身邊的人，但不知道如何愛自己。」

所有關於成癮的理論──任何一種治療或預防措施──都需要
幫助那些「不知該如何愛自己」或患有其他心理障礙的成癮者。當
成癮者有支援系統、資源和社區的幫助時，康復總是會更容易一些，
對中上層階級人群來說這些並不難獲取，因此我們需要為那些社會

邊緣群體提供或創造這些支援，才能好好幫助他們。

　　「我們希望了解每個人，知道我們可以為他們提供什麼樣的幫助。拉胡爾・古普塔（Rahul Gupta）博士說道。只不過，這些發現最終將展現令人難過的規律（粗體為我們所標出的重點）：「如果你是一個 35 ～ 54 歲，沒拿到高中文憑且單身的藍領工人，你將有極高的服藥過量風險。」

　　類似情況也出現在美國很多內陸城市，例如在阿帕拉契山區，鴉片類藥物與其他藥物成癮在中年男性群體中最為常見（粗體為我們所標出的重點）：「根據華盛頓醫學檢驗部稱，2014 年—2017 **年間，40 ～ 69 歲的黑人男性因服用鴉片類藥物過量而死亡的案件共增長了 245%。」**

　　在美國公共衛生與藥物政策中，似乎沒有人重視社會環境與藥物致死之間的關聯。成癮專家與政治領袖忽略了成癮人群的現實情況，反而將成癮描述為一種「平等機會的終結者」。他們真的相信家境殷實、上過私立學校、有海外留學經歷、正在哈佛求學的歐巴馬兩個女兒，與生活在西維吉尼亞的失業藍領工人，抑或成長於充斥著暴力與毒品交易的巴爾的摩非裔兒童，有著相同的成癮概率？

　　針對美國成癮現狀最重要也最深刻的醫學批評來自《新英格蘭醫學雜誌》（*New England Journal of Medicine*）的前任主編瑪西亞・安吉爾（Marcia Angell），她評論過大量關於鴉片類藥物危機的書籍，並駁斥藥物致死的問題，源自麻醉藥物的過量生產與處方的觀點（要注意的是，安吉爾一直以來都對醫藥公司持有反對意見）。針對《鴉片國》（*Opioid Nation*）一書，她在《紐約書評》（*New*

York Review of Books）中寫道：「我們需要記住一個必要且重要的事實，即鴉片類藥物有其合理且極其重要的作用，可以緩解劇烈的疼痛。」對安吉爾來說，「只要這個國家容忍富人和窮人之間的巨大鴻溝，甚至為國民提供最基本的需求，例如醫療保險、教育與保育都不願意嘗試，當然會有人希望透過藥物來逃避絕望的現實」。

▍「非成癮性止痛藥」──

安吉爾曾經評論過英國記者克里斯‧麥格雷爾（Chris McGreal）所寫的《藥物過量的美國人：鴉片悲劇三部曲》（*American Overdose: The Opioid Tragedy in Three Acts*），比起其他同類書籍，這本書少了些恐慌。麥格雷爾首先提到鴉片危機的美國特色：美國人消耗全球 85% 的處方止痛藥。因此，麥格雷爾也花了一些篇幅來探討美國人多不能忍痛，但他最終將問題最大的根源歸咎於美國醫藥公司。他描述了醫藥公司對於眾多處方藥物的行銷，例如奧西康（oxycontin）和維柯丁（vicodin），這兩種藥物在廣告中常常被描述為「非致癮性止痛藥」。

人類找尋非致癮性止痛藥的歷史可能和醫藥產業發展史一樣久遠，在 19 世紀就有醫藥公司開始行銷嗎啡和海洛因（1874 年，從罌粟中提取出這兩類藥物）。本書的核心觀點認為，人並不是因為藥物的化學副作用而成癮，而是因為藥物帶來的直接體驗而成癮，這才是成癮的基礎。因此，從本質上來說，尋求非成癮性止痛藥本身就是一個悖論，尋求從痛苦中解脫才是成癮行為最終想要達到的目的。

▌成癮的定義及其脈絡──

儘管成癮是一種看得出來的負面行為模式,但沒有人應該因為出身背景或創傷性事件,甚至是持續存在的創傷性成長經歷而被定義為「毒蟲」。

在我們生命中一些特定的時間點,尤其是年輕的時候,大多數人會去尋求刺激的體驗,而這些體驗或多或少會帶來一些負面影響。在減少或徹底停止這些行為之前,它們可能會持續一段時間。這些經歷可以主宰我們當下的意識與情感,並有可能引發不同時間長短的成癮行為。儘管藥物會引發直接且強烈的體驗,但能夠引發類似體驗的並非只有藥物;藥物中的化學物質從來不必然導致成癮,且並非人類體驗中唯一致癮的誘因。

◆成癮發展的過程

成癮性體驗會帶來以下影響:

1. 對環境與情緒的感受性減弱

2. 提供一種即時、可預測且全面沉浸式的體驗

3. 給予一種虛假的控制感與自我價值

4. 減少了健康的選擇(損害了個體的健康)

5. 強化對自我的消極感受(導致痛苦)

從嚴重成癮者到開始參與積極生命體驗的「康復者」,都屬於成癮這個連續軸上的某一點。

儘管有著這些負面影響,但成癮並不意味著我們失去對自己所有行為的掌控力。有成癮問題的人能夠意識到自己生活的邊界,並

且有能力隨環境變化而改變自己。當公共場合禁止吸菸時，每天都需要吸菸的癮君子會等休息時間再吸菸，那些有酗酒問題的人通常不會在父母面前喝醉，經常使用非法藥物的毒蟲也能夠在特定場所為一些小獎賞而延遲使用藥物——就如卡爾‧哈特（Carl Hart）在《高價：藥物、神經科學和自我發現》（*High Price: Drugs, Neuroscience, and Discovering Myself*）中描述的日常吸食大麻人群案例。

◆西雅圖的「酒屋」居民

哈特的實驗啟發了所有人：**當有更好的選擇時，我們會用更積極的態度去面對生活，延遲或者減少成癮行為的發生**。和其他城市一樣，西雅圖有一個以長期聚居著街頭酒鬼而聞名的貧民窟。這些酒醉者通常不是被送進醫院，就是被送進監獄，而政府為此花費大量公帑。為了讓這些無家可歸的酒鬼不再流落街頭，西雅圖為他們提供了「酒屋」這項選擇——在這裡，他們可以隨意喝酒。讓我們看看這個政策的結果，馬亞‧紹洛韋茨（Maya Solowitz）在《時代》（*Time*）雜誌中寫道：

> 酒屋為無家可歸者提供住所，並且不禁止居住者喝酒，兩年後研究發現，他們的酒精攝入量下降了 40%。另外，每待在酒屋 3 個月，這些酗酒者在喝最兇的日子裡，酒精攝入量平均降低了 8%；可致命的戒斷症狀「震顫性譫妄」（delirium tremens，簡稱 DTs）也至少降低了 50%，約 65% 的住客自述在入住前 1 個月發生過震顫性譫妄的情況，而在入住酒屋 1 個月後，這樣的人僅占 23%。

　　限制人們最糟糕的過度成癮行為（即這些住客在酗酒最嚴重的時候喝的量）實際上就是我們即將介紹的危害遞減（harm reduction）方法。我們也希望所有人都能夠治癒自身的成癮，不再酗酒，可是對於如此龐大，甚至不斷增長的社會底層酗酒群體，完全治癒的可能性微乎其微。即便如此，就如受訪的酒屋住客和工作人員所展示的，這些人依然有能力過更好的生活，更喜歡自己。

　　一位曾經反對這個項目的員工說：

　　「我希望看到這些住客不再酗酒，我希望看到他們滴酒不沾，但是……對這個群體來說，這是一個不切實際的期待……禁酒只會給他們帶來害處而非益處……所以你希望他們能夠自由喝酒，但不要再傷害自己或者他人。」

　　一個住客說道：

　　「要想待在這裡，你就必須在喝酒的同時保持一定理智。你不需要喝到失去理智，你只需要喝到感覺可以坐下或躺下，然後好好地睡一覺……只要你能一直保持，就是這樣。」

　　另一位女性住客說道：

　　「我並不是個糟糕的人。你知道的，至少我覺得自己並不糟。我希望能幫助自己，你知道嗎？我希望……我其實並不糟……雖然有時會喝過頭，但是我會制止自己，你懂的。……我嘗試著讓自己從……這個人（到）那個人。這個人是個糟糕的人，那個人是個好人。所以我試著……（聲音漸漸消失）」

　　這些典型的成癮者向我們證明了，有成癮問題的人也是在價值體系下掙扎著想要實現自身價值的人。他們的失足可能害自己失去生命或永遠放逐到社會的邊緣，即便如此，他們依然想要獲得滿足、舒適與自尊——就像我們所有人一樣。

　　成癮似乎無所不在，甚至包括那些我們從未考慮到的領域，例如遊戲和電子設備、性和愛等，在強烈的體驗與維持穩定的生活間尋找平衡也許是所有人都需要面對的挑戰。而對藥物的負面偏見非但毫無助益，反而有害。

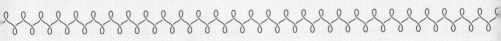

3. 豐富生活經驗

「我們鼓勵他們接受潛在的職業和教育機會。
建立親密關係,走進社區。
要求他們回顧並弄清自身價值
——追尋自己的生命。」

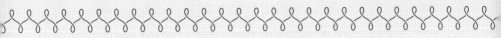

豐富生活經驗

人們被成癮困住的時間有長有短，雖然他們都會停下追求生命目標的正常步伐，但終身的成癮問題相對來說較為罕見。**讓人遠離成癮的最好方法，不是要求他們停止成癮行為，而是允許、鼓勵和幫助他們走上追求更有建設性的人生之路——一條能夠讓他們獲得快樂與自尊的路。**

我們已經在前文提到越南老兵的康復資料，90% 的老兵在回國後停止成癮行為。這些老兵並不是因為無法獲取藥物而戒掉成癮行為，他們康復的原因在於，發現遠比藥物成癮更為重要與更難以抗拒的事物。他們回歸家庭或者建立了新的家庭，重新上學或者工作，開始運動或者參與其他娛樂活動，認識新朋友，這些都與藥物毫無關聯。

如前文提到從匿名戒酒會中離開，參與一個新媽媽團體的瑪格麗特，將自己定位為反資本主義的奧茲，以及不再有空間留給鴉片類藥物的約瑟夫。瑪格麗特花了 16 年擺脫酒精，奧茲花了 25 年，正好與 NESARC 的研究結果中相對應的物質（酒精與菸草）依賴者中一半人自然戒癮的時間相同。

我們也觀察到，非法藥物成癮者擺脫成癮的速度通常更快，如約瑟夫。事實上，對任何有正常生活的人來說，非法藥物成癮是很難維持的。就如羅賓斯在其論文中指出的，越南老兵就是加速版但非常典型的年輕人海洛因成癮康復案例，他們的康復過程就是標準的發展性康復過程，即本書作者查克所經歷的過程。

◆案例研究①：查克·羅茲的少年迷宮

查克在學校過得很糟糕，老師也經常給他負面評價，儘管他有很多積極的興趣愛好。作為一個無拘無束且成績糟糕的小孩，他最終成為嗑藥的青少年。畢業後，查克成為一名音樂家，在這份工作陷入嚴重的海洛因成癮。在因為混合使用芬太尼與海洛因而差點喪命後，查克開始意識到，自己正在做違反自身價值觀的事，他決定有所改變，開始從事與孩子有關的工作，他發現自己能夠理解與幫助那些有心事或被貼上各種負面標籤的孩子，而這些標籤也曾貼在年幼的查克身上。

查克展現出來的能力，讓他輕而易舉地找到相關工作，他曾在許多不同的學校系統工作，甚至在還未應聘時就已經被其中一所學校聘用了！在學校工作之餘，他還嘗試著幫助那些擁有相似問題的孩子與他們的家庭，他也在幫助這些孩子時獲得了成就感。在私人生活領域，他與一位女性建立了穩定的關係，他們的連結變得親密且獨立，隨後走入婚姻，而就在撰寫這本書期間，他的家庭迎來了一個新生命！

儘管查克才 30 出頭，但他花了 10 年時間才戒除海洛因。就像約瑟夫那樣，現實替他與過去的成癮世界劃下了一個巨大的鴻溝，要想跨越這個鴻溝，則需要完全摧毀當下的生活，這是查克不願想像的。當然，這一切發生在查克成為一個父親之前，而成為父親更是他一直以來都想做的事。

查克、約瑟夫、瑪格麗特和奧茲的康復發生在他們生命的不同時期。就像越南老兵一樣，約瑟夫和查克在成年後擺脫了成癮，這是最常見的康復過程。瑪格麗特的康復發生在稍年長並且當上媽媽之後，這對很多成癮者來說也是一個轉捩點。奧茲的康復則更晚一些，出現在他中年的時候（他的孩子一個 9 歲，一個 13 歲）。**儘管康復有著清晰的規律，但所有人都需要找到屬於自己的、獨特的康復之路。這些康復之路反映了他們是誰、他們所處的生命階段、價值觀與技能，還有他們的努力。**

波士頓學院的研究者吉恩・埃曼（Gene Heyman）有一個驚人的發現：成癮人群中總有一定比例的人會在循環的某個階段擺脫成癮，而且很重要的是，康復之路沒有終點。埃曼總結研究結果：

> 古柯鹼依賴的半衰期為 4 年（NESARC 研究者認為是 5 年），酒精依賴的半衰期為 16 年，同時大部分古柯鹼依賴者在 30 歲前會再次出現成癮行為，大約 5% 的人一直維持古柯鹼過量使用的習慣，直到 40 歲以後。儘管存在個體差異，但戒癮是有規律的（粗體為我們所標出的重點）——每年都有固定比例的成癮者康復，而康復與否和成癮年限並無關聯。

這意味著儘管有些人無法像查克那樣在特定時期走出成癮，但是受成癮困擾群體中依然會有相同比例的人，在生命的不同階段告別成癮。

◆案例研究②：基斯・理查茲

生於 1943 年的音樂人基斯・理查茲（Keith Richards）退休後，在 2010 年發表了他的回憶錄。

老天，他可是嗑了不少的藥！在他創作最高峰時期，他對藥物嚴重成癮，也就是在那段時間，他和滾石樂團的米克・傑格（Mick Jagger）寫下了〈Beggars Banquet〉〈Let It Bleed〉〈Sticky Fingers〉和〈Exile on Main Street〉等膾炙人口的歌曲。里茲・費爾（Liz Phair）這樣評論道：「在罌粟和古柯鹼的力量下，理查茲逐漸開始習慣性地徹夜不眠工作，幾乎把他的同事折磨得半死。」

理查茲嗑藥的時間遠比樂隊同伴更久。在 1977 年多倫多演唱會期間，三十多歲的他就因為警方在酒店房間內發現海洛因而被捕。

這次被捕後，理查茲帶著他的長子馬龍一起到歐洲巡演。馬龍出生於 1969 年，理查茲和安妮塔・帕倫貝格（Anita Pallenberg）有三個孩子，其中一個孩子在兩個月大的時候死於嬰兒猝死症，當時理查茲正在巡演中。理查茲沒有時間照顧馬龍，只要不工作，他就把自己鎖在酒店房間裡。在德國漢堡時，還是傑格負責照顧馬龍，帶著他去吃漢堡。

理查茲並不是個無憂無慮的人，喪子讓他陷入了自責和痛苦之中，他因自己在巡演時對待馬龍的態度而愧疚。馬龍表示父親不需要擔心這麼多，他覺得還好且玩得很開心。（馬龍現在也有了三個孩子。）

理查茲在 1983 年與帕蒂・漢森（Patti Hansen）再婚，

並有了兩個女兒，現在都三十多歲了。雖然理查茲仍然會大量喝酒和吸食大麻，但早在三十多年前就戒了海洛因和其他藥物。（我想你們可能猜到，理查茲並沒有參加匿名戒癮會。）他們一家住在康乃狄克州的郊區，而理查茲會開車送妻女去學校和購物。

理查茲能在早年生活中不被成癮摧毀，可能要歸功於他對音樂的摯愛。1965 年，滾石樂隊（The Rolling Stones）製作了第一張唱片《Out of Our Heads》，到了 2018 年，74 歲的理查茲在世界巡迴演出中被問到為什麼還可以像過去幾十年那樣演出，他用面帶享受的表情，在舊和絃的基礎上為觀眾即興改編演奏：「就算是老歌，但它們也在成長……我依然在不斷學習如何恰當地演奏它們。」

滾石樂隊宣布他們將在 2019 年舉辦世界巡迴演唱會，理查茲萬歲！

◆案例研究③：理查·哈里斯遲來的康復

理查·哈里斯（Richard Harris）在他的演藝生涯早期就大獲成功，代表作有 1967 年演出的《聖城風雲》（Camelot）。但維基百科中他的自傳是這樣寫的：

1960 至 70 年代早期，哈里斯的演藝生涯到達巔峰，幾乎與他的生活惡習和嚴重酗酒問題一樣聲名遠播。1978 年因為古柯鹼使用過量差點喪命後，他戒了藥物；但一直以來，他都有酗酒的問題，到 1981 年才開始滴酒不沾，但 10 年後他開始重拾健力氏黑啤（Guinness）。

哈里斯從未在全國性電視節目上掩蓋過自己的酗酒與

康復，包括在《今夜秀》（Tonight Show）上提到，如果過世的愛爾蘭親人知道他還活著而且居然不喝家鄉產的飲料，會「在墳墓裡鬧翻天」，那時他已經是個祖父，和孩子與孫子、孫女重聚在一起。然而，他還是會出現在當地的酒吧裡，喝一兩杯啤酒。

寓意：就算到了中老年，人們依然可以告別過去酗酒的自己。

通往康復之路：擁抱生活並享受隨之而來的機會與喜悅——

你或者任何人，都能夠努力與他人、事件和體驗建立連結。這樣的過程叫作「活在當下」。在美國經典小說《布魯克林有棵樹》（*A Tree Grows in Brooklyn*）中，主角弗朗茜雖然生長於貧困潦倒的環境，但她的家庭試著給她一切可能的支援。在還是個孩子的時候，她摯愛的父親就因酗酒過世。儘管沒能上高中，不得不去工作，但她下定決心要充實地活著：

讓我在生命中的每一分、每一秒都真正地活著，讓我快樂，也讓我悲傷；讓我感到寒冷，也讓我感到溫暖；讓我飢餓，也讓我有多得吃不完的東西；讓我衣衫襤褸，也讓我身著華服；讓我真誠，也讓我虛偽，讓我誠實，也讓我撒謊；讓我崇高，也讓我罪惡。請讓我在每一分、每一秒，都不要白活。

你不需要有罪惡感或撒謊！但你的確值得讓自己放鬆一下，我想你懂這個意思。嘗試以你自己的方式充實地去生活，去體驗生命中的美好與不幸，生命是一個我們可以去探索的開放場所，而不是一所監獄。

然而，有些人卻花了幾年，甚至幾十年的時間痛苦掙扎，很明顯，那些有成癮問題的人可以從他人的幫助中獲益；唯一不會幫助他們的，就是那些主張成癮是一種無法治癒的疾病，並且如此告訴成癮者的人。

▌生命歷程專案——

2008 年，在《關於成癮與康復的真相》（*The Truth about Addiction and Recovery*），（1991 年出版，與亞契・布羅德斯基 Archie Brodsky、瑪麗・阿諾德 Mary Arnold 共同撰寫）和《戰勝成癮的七個工具》（*7 Tools to Beat Addiction*，2004）兩本書的基礎上，斯坦頓為一個全日制康復中心創立了生命歷程項目（Life Process Program，簡稱 LPP）。現在，我們可以在教練的指導下透過網路在全球參與 LPP。

LPP 是一個非評判、危害遞減的專案，透過動機訪談（motivational interviewing），當事人和教練一起決定自己的康復目標，並且在康復的過程中努力朝目標前進（見附錄 C 中對 LPP 的描述）。

LPP 的核心理念認為，對成癮的最佳治療是將成癮置於一個現實的情境下（成癮並不是終身性疾病），解決當事人的情緒和其他問題，而不是讓這些問題主宰當事人的生命，要讓當事人獲得更多技巧，同時更能夠與他人和世界產生連結。

　　LPP 是一種建立在人們的自我信念、價值、資源、優勢與希望之上的工作方式，除此之外，它格外強調內心的追求。網路版本的 LPP 中，在閱讀資料並回答與成癮、自己和生活的不同問題之後，當事人可以將答案和疑問發送給教練，還可以透過視訊會議與教練討論。

　　這裡有個簡單的諮詢樣本，當事人是有酗酒問題的女性：「我考慮養隻狗，但我在猶豫這是不是逃避現有問題的一種方式，或許最好的方式還是直接去解決問題。」

　　教練的回應是：「**去關照並建立與另一個生命的連結怎麼說都是一種有意義的嘗試。試著把這種嘗試看作另一個通往世界的視窗**，更積極地走出去，在空曠的地方散步，遇見其他養狗的人，向他們學習該如何照料動物。不要因為心愛的毛茸茸的小狗正和你在一起，而放棄對世界的探索；這個世界還有很多事物值得你去發掘。」

　　儘管養一隻狗可能是人們在與成癮對抗時較容易採取的行動之一，但照料一個寵物也印證了本章的主旨：**強化你的生命體驗能降低生活中成癮的比重。**

　　值得慶幸的是，這是一個我們所有人都能且傾向於去實現的自然發展過程。不過，處理自然康復過程中的情緒問題可能就沒有那麼簡單了。這不是我們在 LPP 中可以幫助當事人的地方，通常我們會建議他們從專業人士那裡獲取更合理且實際的幫助。同時，我們鼓勵他們接受潛在的職業和教育機會，**建立親密關係，走進社區。要求他們回顧並弄清自身價值——追尋自己的生命。**

　　這裡是一個 LPP 教練對正在參與 LPP 項目當事人的描述：比起養一隻狗，羅伊擁抱生活的方式更為徹底。在他積極生活的拋物

線中，成為父親也是重要的一部分，這一部分比查克發生得晚，比理查茲發生得早。

◆案例研究：在LPP的幫助下擁抱生活

羅伊在剛參與 LPP 的時候就停止嚴重的酗酒行為，而他自此從未再次酗酒。他開始健身——改善健康狀況和飲食——學習游泳和滑雪板（可以和兒子一起運動），並找到一份全新的工作。

作為一個科學家和無神論者，羅伊從未考慮過參加匿名戒癮會。他嘗試接受 LPP 的框架和價值觀是因為他需要在生命中有所改變。對他來說，最重要的價值是能夠和年輕的兒子一起健康地生活。他開始和他人建立關係，幫助社區內的移民。

羅伊成為 LPP 項目擁抱生活和機會海報上的宣傳人物。

康復並非指奇蹟般地擺脫成癮，而是意味著擁抱生活，拓展視野，沒有比這戰勝成癮更好的方法了。

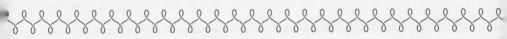

4. 兒童的生命歷程

「成人的職責是幫助孩子為他們的選擇承擔責任。
孩子發脾氣時，其實是在發出信號，
我們可以幫他們找到新的方式，
避免他們在之後的類似情境中犯下相同錯誤，
同時獲得他們所需要或想要的東西。」

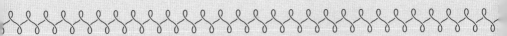

兒童的生命歷程

雖然本書不認為先天基因遺傳、創傷或任何特定因素的組合，會導致孩子的成癮問題，但我們也清楚，孩子在遇到艱難的情況時會發展出不同的問題，查克的日常工作就是幫助這些孩子。在社會中，我們應該如何看待這些問題？

在很多案例中，很多人都以病理性理論看待成癮那樣看待孩子身上的問題：他們認為這些問題是無法改變的生理與大腦功能障礙。我們並不這樣認為，在我們眼中，這些孩子已經很努力地在以自己的方式應對當下的情境，只是有時候，這些應對機制讓他們走向了歧途。

▌竭盡所能──

所有人都知道，孩子常常會以特定方式獲取大人負面關注。你是否曾經看到小孩子故意去做一些明知肯定會被懲罰的事情？他們甚至會在大人哄騙、強迫、賄賂、怒吼乃至於打他們的時候依然做這些事情。如果明知自己會被懲罰，為什麼還會重複這些行為呢？

在和各個年齡層孩子接觸的時候，經常有人問查克這個問題，尤其是孩子突然情緒爆發的時候。家長、老師甚至孩子都會問：「為什麼會不停地去做這些事情？」

答案是：如果一個孩子在面對外界期待或要求時沒有足夠的應對技巧，那任何他能夠預測到的結果都算獎賞。孩子會很自然地尋求獎賞和這種可預測性，就算會傷害自尊心，或給他人帶來問題和麻煩。兒童發展專家羅斯・格林（Ross Greene）在《暴躁的孩子》（*The Explosive Child*）一書中這樣解釋那些「愛發脾氣」的孩子：

60

　　當生活的要求超出了孩子的適應能力時，他們會出現各式各樣的反應。有些會哭，或生悶氣，或撅著嘴，或抱怨，或退縮——這都還算溫和。當孩子出現一些更劇烈的反應時，我們會看到尖叫、咒罵、吐口水、踢打、損壞公物、撒謊還有翹課。甚至還有一些極端的反應，例如催吐、自殘、酗酒或過度使用藥物、用刀或槍傷人。

　　這些行為會導致成人和其他孩子以負面的方式回應，而這些反應會讓孩子內化一種負面的自我形象。雖然孩子通常會在長大後擺脫這個階段，但如果他們沒有足夠的條件為自己創造積極的經歷，可能就需要很長一段時間才能走出來。格林這樣寫道：

　　　　當外在要求遠超過孩子的適應能力時，這些行為可能就會出現。那為什麼有的孩子可以用溫和的方式來應對，而有的孩子只能以如此劇烈的方式來應對？這是因為當超越自身極限時，有些孩子擁有自制力，而有些孩子沒有。

　　就像人們貼的標籤，成癮者和酗酒者會尋找到最讓他們感到滿意的獎賞，孩子也是一樣。珍奈・菲茨傑拉德（Jeanine Fitzgerald）在《互動之舞》（*The Dance of Interaction*）中的描述就是一個很好的例子：

　　　　有一個「受潮薯片理論」（soggy potato chip theory），即如果讓一個孩子在新鮮乾脆的薯片與受潮的

薯片中作出選擇，他會選好吃的那個。但如果放在這個孩子面前的是很隨便的東西，甚至就是一包受潮的薯片和一個空袋子，他就會選擇受潮的薯片。

薯片的比喻其實與正向關注、負向關注以及忽略有十分直接的聯繫。如果在正向關注（脆薯片）和負向關注（受潮薯片）中作選擇，孩子會喜歡並選擇脆薯片。如果只能在負向關注和忽略（空袋子）中作選擇，孩子會選擇負向關注。

▍對抗意志——

為什麼不命令孩子乖一點，就像有些人告訴成癮者應該停止自己的行為？

在成癮治療中最受歡迎的治療形式，甚至廣受那些慢性腦疾病專家歡迎的「動機訪談」（motivational interviewing，簡稱 MI），是由心理學家威廉・米勒（William Miller）及同事共同發展的治療形式。理論基礎構建在人們抗拒的現象上——馬上告訴人們去做什麼，反而會讓他表現出抗拒或對立反應。例如，「你應該戒菸了」會引發「我需要抽菸以維持體重」這樣的回應。孩子也（至少）同樣容易出現這樣的反應，發展心理學家高登・諾伊菲爾德（Gordon Neufeld）把這種反應叫作對抗意志：

> 對抗意志就是當一個孩子拒絕受他人控制時的直覺反應。這種對抗可能會以各種方式呈現，例如反對、負面情緒、懶惰、不服從、不尊重、缺乏動機、厭煩、無可救藥，甚至反社會的態度與行為等。當然，也可能以拒絕學習的

方式來表達他們的對抗意志。

儘管這種對抗意志的表現有著不同形式，但它內在的動機非常單純——對感知行為控制或強迫的防禦性反應。

▎命令孩子的後果——

既然容易失敗，為什麼還有這麼多成人命令孩子聽話？想像以下情境：

- 母親和孩子買完了生活所需的食品和雜物，她兩手滿是購物袋，告訴孩子得走了，可是孩子不願意離開。
- 因為父母命令他「整理好自己的房間」，一個孩子朝父母吐口水、咒罵。
- 老師制止學生在教室裡扔鉛筆，但學生拒絕聽從老師的話。

成年人在以上情境中最自然的反應就是命令孩子，或者強迫孩子離開。大家完全能理解這種自然反應，雖然這可能阻止孩子表現出我們不想看到的行為，但很有可能無法防止孩子在未來繼續表現出這些行為。（如果運氣好，你的命令能夠讓孩子不再搗蛋，但是這樣的不搗蛋或許只出現在你和他在一起的時候，而非所有情境中，並且還可能讓孩子感受到憎惡與恐懼。）

迅速將規則施加於孩子身上有時候是必要的，但這可能對孩子的發展產生不良影響。有一種回應方式比命令效果更好，就算在短時間內，誰也無法保證直接命令孩子的效果。

這並不是一個嶄新的概念。魯道夫・德雷庫斯（Rudolf Dreikurs）在 20 世紀出版的《教養新法》（*The New Approach to Discipline*）中就提到了這個概念，他的理論也重新應用於積極行為干預與支援項目中（Positive Behavioral Interventions and Supports，簡稱 PBIS），鼓勵教師在學校實行正面管教。

沙里·卡爾（Shari Carr）是 PBIS 的全球協調員，查克在與她的訪談中問她：「教養孩子最有效的方法是什麼？是否有比懲罰更好的方式？」她這麼回答：

> 雖然我認同行為應該有相應的後果，但那些後果不應該是嚴厲的懲罰，它應該和發生的一切有關，應該是有意義的，它的目標不應該是傷害孩子。孩子並不會從剝奪特權中學習，他們會從解決問題、向相關人員道歉，以及尋找在未來如何積極應對的方式中成長。

> 當孩子作出一個糟糕的選擇，這就是一個學習的機會。他們並不壞，他們只是作出了一個糟糕的選擇。

> 成人的職責是幫助孩子為他們的選擇承擔責任。孩子發脾氣時，其實是在發出信號，我們可以幫他們找到新的方式，避免他們在之後的類似情境中犯下相同錯誤，同時獲得他們所需要或想要的東西。這樣他們才願意付出與獲得成就感，而不是在心裡想著，「我不想去學校」「怎麼老發生這樣的倒楣事」或者「唉，這個老師就是不喜歡我」。在正面管教的影響下，每一個孩子將都獲得喜愛與尊重，因此問題不復存在──現在我們可以幫助孩子獲取一些適應性的基礎社會認知技巧。

> 當然，有一些底線沒有商榷的餘地：安全、守法和友善對待他人──每一個人都有權利得到尊重，但其他的東西都是細枝末節。因此，我們必須對「規則」和「不遵守

規則的後果」有一致標準，但解決這些問題不應該視為一種懲罰。當孩子將這樣的過程看作懲罰時，他們會認為它是負面且需要迴避的；因此，他們將更傾向於自己原來的選擇，而不是跟成年人溝通。

▌ 童年時期的叛逆行為循環：
理解叛逆帶來的影響——

童年發展性問題中最核心的是孩子不顧負面的後果，持續尋求可預料的獎賞，就如同成癮問題一樣。在這些問題（包括成癮問題）中，孩子對負面後果視而不見，我們也會看到人們常常去追求那些短暫而虛幻的快感，不顧及因此帶來的長期痛苦。對比兒童的行為問題與成人的成癮問題，儘管有時這兩種行為會失控、脫軌，但我們可以看到這兩種行為中的常態，在這些自我挫敗行為中理解它們的本質與發展路徑。

在孩子身上，我們發現，甚至連懲罰都能成為健康獎賞與積極肯定的臨時替代品。

查克幫助過的大部分孩子都經歷著這種令人困惑的社會性矛盾，對他們來說，一切就像下面的循環——整個過程與成癮過程極其相似：

1. 面對社會壓力或學業壓力的要求，他們沒有能力應對。

2. 無法滿足這些要求，因此以負面或不適當的方式來應對。

3. 就算嘗試獲取控制權並在生活中尋找可靠的滿足，這種嘗試依然讓他們感到很無力。

4. 對他們來說，社交模式向來都是：成人期待他們以特定方式去行事；當他們的行為不合期待時，就得到負面回饋。

5. 雖然他們並不享受自身感受到的失控感或得到的負面回饋，還是繼續以同樣的負面方式去應對。

6. 越這麼做，越感到痛苦，他們內在的「壞孩子」形象（自我形象）就變得越牢固。

7. 這種模式會一直持續下去，直到他們發現更有建設性的方式以滿足自身對肯定的需求，擺脫他們的童年「障礙」。

◆案例研究：為什麼這個孩子不能做點積極的事？

查克需要幫助一名 17 歲男孩，以下代稱 DJ。他因為從來不肯做應該做的事，而得到對立違抗性障礙（Oppositional defiant disorder）的診斷，並有過動症（ADHD）。DJ 不願意寫作文，儘管他很聰明，老師覺得他在故意擾亂課堂教學。

DJ 的父母給查克看了老師寫的筆記：「DJ 顯然很聰明，而且在很多場合能夠流利地表達自己，但是他拒絕完成他完全有能力應付的短文寫作作業。我告訴他，這會影響他的成績，但無論我說什麼似乎都沒有用。他就是不寫。當我提醒他沒交作業時，他發了一頓脾氣。」

這名老師將 DJ 沒有完成作業的行為歸結為他有反社會性人格，這也導致 DJ 被診斷為對立違抗性障礙患者。

DJ 的學業輔導諮詢師觀察到他與老師之間的矛盾，將 DJ 的父母轉介到查克這裡。她建議這樣幫助 DJ：「這個孩子患有對立違抗性障礙和讀寫障礙。我們需要討論如何

幫助他適應這些問題，包括刪減作業內讀寫的部分。」

　　DJ 就這樣被兩種矛盾的觀點弄糊塗了，一邊是老師對他的看法：「他正在破壞教學秩序，故意讓我生氣」；另一邊是諮詢師對他的同情：「他不需要做那些他沒能力完成的寫作作業」。

　　查克在學校檔案中沒有看到任何一處記錄 DJ 對此的看法，他就此詢問了 DJ，而他說：「雖然我知道怎麼讀、怎麼寫，我也知道現在發生的一切，但要我就靠這麼點東西來寫短文，還不如讓我去開飛機。」

　　DJ 對作文的抗拒引發他與老師之間的衝突，並因此導致了他的反社會行為。更糟糕的是，他也認同麻煩製造者這一身分，覺得自己對班級不可能有何貢獻。

　　將 DJ 的對立違抗性障礙診斷放置一邊，查克幫助 DJ 在這個班級中勾劃一幅關於未來的美好藍圖，第一步就是讓 DJ 在查克的幫助下分析並理解自己所處的惡性循環：

・需花費精力去做他不確定該如何完成的寫作作業。

・拒絕完成作業，並變得有防禦性，為了隱藏自己的尷尬，開始大聲喊叫及辱罵。

・無法表現出他從未接收到的積極回饋，而感受到的無力感讓他只能表現出負面行為。

・DJ 知道如何創造出一個可預測的模式：他需要完成寫作作業；他拒絕完成；他獲得了一個負面回饋。

・雖然 DJ 並不喜歡失控感和自身行為帶來的負面回饋，但是他始終以這樣的模式行事。

查克注意到，沒有人幫助 DJ 擺脫這樣的循環，所有

人都嘗試過的方式包括哄騙、強迫、命令、懲罰，但無一有效，最後諮詢師給出刪除所有寫作作業的建議。

為了找到一種不放棄參與課程的積極方式，DJ 和查克一起找到了第三種選擇：重新修正 DJ 的行為模式，讓他能夠達成能力範圍內的目標。在查克的幫助下，DJ 找到了他缺失的：

● 動機

● 自制力

● 選擇

● 積極體驗帶來的獎賞與他人的積極回饋

● 與他人的連結

在查克的幫助下，DJ 開始使用自己真實的技巧與熱情去獲得他缺失的東西。

查克問 DJ：「你說你知道怎麼讀、怎麼寫，那你都寫了些什麼？」DJ 拿出一本畫了好多頁卡通畫的螺旋記事本，這些卡通畫還有完整、有趣的故事情節和對話！

「DJ，我完全不知道你畫過這些！這太棒了！」查克驚呼道。查克希望尋找到一種幫助 DJ 在教室中掌控自己的技能與興趣的方法，他與 DJ 和老師共同精心設計了一份可施行的課程計畫，每一節課 DJ 都會和其他人一起學習課程材料，但不用寫周記，而是以政治性卡通畫的形式來展示他對課程材料的理解，並附上幾句有關繪畫的描述。DJ 願意參與這份課程計畫。

第一天，DJ 充滿熱情地投入自己的第一份卡通畫作業

之中，這是一份他有信心、有能力且能享受過程的作業。他在作業中畫了兩位著名的政治人物，還畫上了總結他們最出名的政治觀點氣球。

DJ 的繪畫技巧與對政治領域的理解給所有人留下深刻印象，政治卡通畫成為 DJ 作業的常規組成部分。他開始向同班同學展示自己的作品，甚至老師也開始以他的作品為材料來講解課程內容。

利用已有的天賦來獲得積極的效果，DJ 開始用一整頁的文字來描述每一份卡通作品，而現在他所寫下的字數早已遠遠超過他最初同意寫的字數。

查克決定幫助 DJ 拓展他創造力的使用範圍：「因為你已經完成了我們之前共同的約定，所以我有一個提議，如果你為每一幅卡通畫都寫上幾句話，我就將你的作品彩印後出版。」

DJ 自豪地接受了這個提議，正如他們所約定的，他現在已經是一本卡通畫書的作者了。

DJ 的問題行為既不是出於惡意或某些腦神經障礙，也不是因為他無法完成作業，或者是一個應該永遠被歸為殘障類別的孩子，為了避免這些不必要的極端選項，DJ 和查克透過解決下面的問題，重構他在學校裡的獎賞框架：

● 動機 = 他利用了真實的技巧與激情去發現生活中的意義
● 自控 = 他發展出一套自己能控制的積極規律
● 選項 = 他找到了能積極表達自己的方式

- 獎賞 = 積極的反應方式說明他提高了自尊心
- 連結 = 他和查克、老師與同學建立了健康的連結

▌學習區與精神障礙──

20 世紀初，發展心理學理論家萊夫・維果斯基（Lev Vygotsky）將這種在成人幫助下的兒童學習方式稱為「近側發展區間」（zone of proximal development）。當任務對兒童來說太過困難時，他們的挫敗意味著學習沒有發生。從另一方面來說，當任務沒有給兒童帶來挑戰，這將使他們無聊地停留在現有的技能水準上。維果斯基認為，那些適當超出兒童現有能力的任務就位於兒童學習的近側發展區，也是我們所謂的學習區。

在學習區內的任務就是孩子可以嘗試去做的事情──實際上，他們會被前景所誘惑──但他們也需要他人的幫助以達成目標。在他人的幫助下，孩子可以超越現有的水準，掌握並獨立施展新的技能，當達成目標後，他們的自然反應是：「下一個任務是什麼？」

關注這個學習區將幫助教師、家長或其他專家不再將孩子看作智力低下者或精神障礙患者，他們可以將學習問題看作需要和孩子一起完成的任務，並因此允許孩子以自己的方式去學習。只需要重新認識到這只是孩子正常發展過程中的一部分，就能夠允許他們擺脫自己或他人認為無法避免的惡性循環，就像 DJ 不斷重複的那個惡性循環一樣。

這樣的循環和成癮有著共同的特徵，DJ 尋求他能獲得的獎賞，而這個獎賞導致了負面影響，讓他感到不快樂，阻礙了他的生活並將他困在一個無法擺脫的枷鎖中。當然，我們無法使用「成癮」這個術語（我們將會在下一章節使用），因為這些受害者還是孩子，

而且造成的負面影響只是短暫的、可以彌補的。

在我們的文化中，我們花費精力給人們貼上心理障礙的標籤，而不是幫助他們拓展自身的生活經驗與自我概念，擺脫那些惡性循環。改變是一種學習，或者說是一種學習過程，「學習障礙」和「成癮」這樣的診斷只有在它們能夠幫助學習這項任務時才是有價值的。

查克幫助孩子拓展他們的視野，這也是他幫助許多人克服自身發展問題包括成癮問題的方式。幸運的是，就像查克一樣，很多人依靠自己走完了自然發展過程的康復之旅，在這個過程中他們展現出的非凡潛力是我們在面對自身心理健康與成癮問題時所擁有的。

（更多幫助兒童的詳細步驟已包括在附錄 B《父母成癮與發展手冊》中。）

Memo

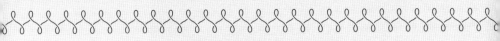

5. 兒童與成癮

「青春期顯然是一個極容易出現酗酒或物質濫用問題的年紀，
但進入青春期後期與成年早期，
人們往往能在短短幾年內擺脫這些問題，
因此 26 歲以後還存在物質濫用障礙的年輕人，
不到原來的一半。」

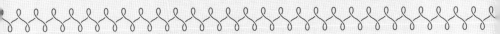

兒童與成癮

正如我們所預料的，大多數人都能擺脫自己的成癮問題，年輕人尤其如此。藥物使用、酗酒或酒精依賴會在青春期後期和 20 歲出頭的人群中占據較大的比例。

2016 年全美藥物使用與健康調查結果顯示，18 ～ 25 歲的美國人中，15% 的人有物質（藥物或酒精）濫用障礙（substance use disorder，簡稱 SUD）。SUD 的簡明定義如下：「出現反覆使用藥物或酒精濫用的行為模式，並且常常會影響到個體的健康、工作和社會人際關係。」如本書第二章所述，從嚴重的行為問題到嚴重的成癮問題都位於成癮行為的連續軸上，物質濫用障礙也在其中。每 6 ～ 7 名年輕人中就有 1 人存在物質濫用障礙。

好消息是：26 歲及以上的物質濫用障礙比例為 6.6%——每 15 個人中有 1 人存在物質濫用障礙——顯著下降了 56%。**青春期顯然是一個極容易出現酗酒或物質濫用問題的年紀，但進入青春期後期與成年早期，人們往往能在短短幾年內擺脫這些問題，因此 26 歲以後還存在物質濫用障礙的年輕人，不到原來的一半。**本書討論的很多真實經歷都是十分常見的，如查拉維茨和本書作者查克。隨著時間流逝，不斷有人在人生的不同階段告別成癮（如約瑟夫、奧茲、理查茲還有哈里斯）。

這些人的案例讓我們提出以下幾個關鍵問題：

1. 我們該如何說服更多青少年和年輕人擺脫惡性酗酒和藥物使用，成熟一點？

2. 告訴有酒精或藥物濫用問題的年輕人，他們一輩子都會是酒鬼或毒蟲，會有什麼後果？

3. 我們該如何在成長過程中的自然康復傾向基礎上，讓更多人

從自身酗酒或藥物濫用問題中康復過來？

▌少年「毒蟲」──

　　我們曾經提及格林將兒童的問題行為看作一個連續軸，一端包括 DJ 那樣的行為，另一端包括過度飲酒與藥物濫用問題，查克就是一個典型案例。

　　DJ 並沒有藥物濫用問題，所以沒有人給他貼上「酒鬼」或「毒蟲」的標籤，儘管他還是被貼上了其他標籤。這樣的標籤是有問題的，因為這意味著他們沒有去面對真實的孩子，包括他們的想法、觀點、目標、技能和動機，而這些都是查克工作中極為重要的核心。**對那些確實存在酗酒與藥物濫用問題的青少年來說，給他們貼上一個永久的疾病標籤會帶來極大的傷害。**

◆案例研究：茱兒·芭莉摩，「美國最年輕的毒蟲」

　　1989 年，茱兒·芭莉摩出現在《時人》（*People*）雜誌的封面上，標語為「美國最年輕的毒蟲」。自 12 歲起，她就開始使用大麻、酒精和古柯鹼，她自白：「我是茱兒，我是個毒蟲，也是個酒鬼。」──這既意味著她「在康復中」（in recovery），也意味著她可能已經戒絕了使用所有精神活性物質。

　　14 歲時她就進入了康復療養所，她曾試圖自殺，並在一個心理健康機構住了 18 個月。在這之後，她與大衛·克羅斯比同居，因為她「需要和下定決心戒癮的人待在一起。」1990 年，15 歲的她出版自傳《迷失的女孩》（*Little Girl Lost*）。

　　成癮專家花了一天時間與芭莉摩相處——她的名字已經與酗酒和成癮不可分割了。他們向芭莉摩解釋她是如何從酗酒的祖父約翰和海洛因成癮的父親（九歲時她的父母離異）那裡遺傳疾病，治療方法為一輩子戒絕這些物質的使用。

　　故事並沒有如此發展。芭莉摩告別了成癮，成為電影行業中極具影響力的演員與製作人，而早先，她將自己的成功與離經叛道的形象結合在一起。1995 年，19 歲的她裸體登上《花花公子》（*Playboy*）的封面，同年，成立了自己的製作公司；2009 年，她因在《灰色花園》（Grey Gardens）中的角色獲得電影演員協會獎和金球獎，同年她還導演了自己的第一部電影。

　　2013 年，38 歲的芭莉摩再一次出現在《時人》雜誌上，這一次的標語是「茱兒‧芭莉摩：她是葡萄酒商」「在南圖特吉特（Nantucket）紅酒節發布同名款灰皮諾葡萄酒……（芭莉摩）有深厚的紅酒知識底蘊，並對自己的紅酒充滿熱愛」。

　　芭莉摩花了很長時間才從早年因心理疾病與成癮而受困收容機構的陰影中走出來，但她並未因此談虎色變，2009 年 30 歲出頭的她坦白地說，「我不是滴酒不沾的人」，（即她和查拉維茨一樣依然喝酒），但她說自己已經找到了生活中的「平衡」。

　　2017 年，40 多歲的她有了兩個女兒，並演出 Netflix 新戲《小鎮滋味》（*Santa Clarita Diet*）。2018 年新一季開始時，她接受威利‧蓋斯特（Willie Geist）的深度訪談。在《小鎮滋味》開拍之前，芭莉摩為撫養兩個女兒暫時停

止演藝事業，因為她認為自己過度曝光在公眾的視野下。剛簽下這齣新劇合約的她婚姻破裂，正被困在一個「黑暗恐怖的地方」。

但值得注意的是，芭莉摩本人或者任何認識她的人都認為，成癮復發對她來說並非遙不可及的事情。芭莉摩擁抱了她的整個人生，接納早年經歷過的逆境，將過去的成癮看作當下的歷程，而非一種終身的疾病。

實際上，她擔心女兒可能從來沒有遇到過困境，她感到人們必須透過逆境去更完整地發展自己——她只提醒自己的孩子守住人生中最重要的兩個燈塔：善意（kindness）與安全（safety）。

我們將回到芭莉摩的智慧中來（儘管她從來不假裝自己是個智者），包括她所建議的擁抱生活、面對逆境，還有當我們談到減少危害時關注的保證安全。

儘管芭莉摩聲名遠播，但從告別藥物成癮的角度來說，她的人生並無特別之處，這也反駁了當下認為不只是成人，還有許多孩子被永久診斷為成癮障礙的美國成癮康復理念。奧爾吉德康復中心（Orchid Recovery Center）在《兒童藥物成癮，茱兒‧芭莉摩》（*Childhood Drug Addiction, Drew Barrymore*）中這樣說道：

> 茱兒確實經歷過極為艱難的幾年，不過她堅持戒癮似乎已經有很長一段時間了。儘管作為名人，她曾經有過很多逾矩和糟糕的行為，但她從未重新開始使用藥物。她似乎能夠運用自身的天賦工作，從自身信念出發為他人服務與堅持慈善事業，並且相信人性本善。

　　這篇評論中的芭莉摩似乎隨時都有從成癮的懸崖邊墜落的風險，她也很少迴避這一點。即便如此，還有人認為這樣的評價給予芭莉摩太多褒獎，斯坦頓在《今日心理學》（*Psychology Today*）中寫了一篇關於芭莉摩的文章，有人留下評論：「她就是在拒絕接受現實，我希望她身邊有人能讓她好好清醒一下，告訴她真相，她必然會因成癮和酗酒而葬送性命。」

　　這樣的想法雖然極端，但其實就是我們這個社會對成癮的基本看法，有數百萬不為人知的成癮者過著和芭莉摩相差無幾的生活。NESARC研究結果顯示，84% 的尼古丁成癮者，91% 的酒精成癮者，97% 的大麻成癮者，99% 的古柯鹼成癮者，都會在一生中的某個時刻告別成癮。大多數擺脫酒精依賴的成癮者，尤其像芭莉摩一樣年輕時曾經出現過酒精依賴的人，都會繼續喝酒。

　　雖然芭莉摩從來不曾就她如何擺脫成癮發表公開演說，她更希望將焦點放在自己的成就上，但我們還是能夠從芭莉摩和他人的經歷中發現很多有益且必要的經驗。

　　在美國，不計其數的衛生部官員與緝毒員警聲稱成癮是腦部疾病，沒有人可以擺脫它的影響。然而，政府研究結果與周圍人的真實生活經歷告訴我們，這並非事實。

◆兒童和青少年藥物濫用的現實：

● 沒有人命中註定會成癮。

● 早期使用娛樂性藥物可能會（也可能不會）造成負面影響，這些影響可能會十分嚴重，但這樣的經歷並非意味著終身審判。

● 想擺脫早年物質成癮問題，就要盡可能地擁抱生命及其帶來的禮物。

● 將孩子（或者任何人）貼上成癮者的標籤，無助於他們的康復，我們不應該這麼做。

一個兒童成癮的案例──

青少年常常會陷入酒精或其他物質導致的自我挫敗漩渦之中，而這些物質常常也會對他們造成嚴重甚至永久性的傷害。但這並不意味著兒童面臨的問題僅僅如此，不是所有的成癮都與物質相關。

2018 年，遊戲成癮被世界衛生組織列為精神障礙。根據世界衛生組織的定義，對遊戲成癮者來說，遊戲的重要性凌駕於其他生活事項之上，並且會出現不顧負面影響依然持續或漸形惡化的遊戲行為。

◆案例研究：馬克的遊戲行為

11 歲的馬克是一名五年級學生。他抱怨沒有人喜歡他，雖然有一些人對他還算友好，但是不想成為他的朋友。

馬克有許多學習技能：視覺 / 空間想像能力，語言和邏輯 / 數理分析能力。放學後，馬克會玩電子遊戲，和其他陌生玩家在網路上聊天，這對他來說「超級有趣，世界的另一端有人能夠真正理解我、喜歡我，因為他們也玩遊戲」。電子遊戲給予馬克興奮感和連結，彌補了他在學校裡和生活中無法得到滿足的需求。

馬克逐漸過度沉迷在電子遊戲的世界裡，開始與現實

生活脫節，不去上學，甚至為了一整天待在家玩遊戲而裝病。他的學業開始落後，並逐漸脫離校園生活。當他回到學校時，他不得不補習落後的功課，這反而剝奪了他最需要的東西——與他人建立連結的機會。

就像本書提及的很多人一樣，馬克陷入一個無法停止的惡性循環之中。難以與他人建立連結導致他漸漸遠離身邊的人，因此遠離了校園中的積極活動，從而讓他更難交到朋友。雪上加霜的是，他還面臨所有累積起來的未完成作業與學業上的額外壓力，面對這些，他的反應是花更多時間玩電子遊戲——這是他所知能夠緩解自身壓力並且獲得自尊與連結的方式，儘管這些感受轉瞬即逝，並不那麼真實。

我們可以看到馬克走上歧路，而且越走越遠，但他只有 11 歲，還有長遠的未來，值得認真、充實地去過自己人生。

馬克可以清晰地說出何謂好好過日子，它又會帶來什麼樣的感受：「做一個好人，意味著要誠實、有禮貌，照顧好自己，例如吃健康食品和經常運動，還有在學校表現優秀。」

但實際上，馬克活得很痛苦。與自己所表達的價值觀相反，他將自己隔離起來，不去上課，向父母撒謊，因為害怕承認真相（下樓是為了玩遊戲而不是做作業）會被懲罰，並且禁止他玩唯一能讓他感到快樂的遊戲。

要想幫助馬克解決過度沉迷於遊戲的問題，就必須為他找到在真實生活中與真實的人建立連結的方法，這也正是馬克的老師幫助他的方式。

◆馬克的回歸

　　馬克的父母將他們的擔心告訴馬克的老師史蒂文森先生，他十分認真看待這個問題，並沒有因此驚慌失措。在上學的第二天，史蒂文森先生在班級裡組織了一個技術小組——這是他一直以來的計畫。

　　史蒂文森先生將學生分為幾個小組，他們會一起研究不同的電子遊戲。這個專案的目的是教他們用電子軟體設計屬於自己的電子遊戲。雖然史蒂文森先生知道在這樣的小組裡馬克會感到焦慮，但他知道馬克擅長電腦技能，他也很願意幫助別人，而且對電子遊戲十分在行。由於這些原因，史蒂文森先生指定馬克為所有小組的技術協助員。

　　沒多久，馬克就成為班上最受歡迎的人，他不停地回答同學的問題：「這個應該怎麼做？」「你最喜歡的遊戲機是什麼？」這些都是馬克最擅長的東西。

　　史蒂文森先生請馬克在短時間內為同學設置一個線上討論區，馬克很高興地在家裡完成了這個任務，這也讓他又多了一種能夠與同學交流的途徑。

　　馬克現在能去上學、參與課程並在假期與朋友一起玩遊戲。他的父母說他在家裡變得更有禮貌也更活躍。雖然他玩遊戲的時間並沒有減少，但他會為了了解遊戲而去玩各種種類的遊戲。與此同時，他能在遊戲、生活、社交與學業努力中掌握良好的平衡。

　　史蒂文森先生不認為自己是一個戒除成癮專家，只是一個很敏銳且有彈性的教師。透過關注馬克的優勢和在課堂上存在的機遇，

他為馬克創造了一條新的道路，這條路在當下的課程環境中整合了馬克已有的技能。在這樣的支援下，馬克能夠逐漸找到一種不需要放棄遊戲的積極生活平衡——這也是危害減少的例子之一。

馬克的案例表示玩電子遊戲本身並非一種行為障礙，只有當開始危害青少年的認知與社會發展時才會成為一種障礙。也許更恰當的看法是，將玩遊戲看作有適應困難的青少年可以找到的不健康解決方式，而非簡單將玩電子遊戲的行為貼上「成癮」的標籤。

我們也應該問自己，將馬克診斷為患有「遊戲障礙」（gaming disorder）[1]是否真的有助於他的成長。無論他的行為多像成癮，無論世界衛生組織增加多少診斷類別，在任何情況下我們都不應該將馬克定義為一個「遊戲成癮者」，儘管遊戲是他生活中無法分割的一部分。

---

[1] https://www.youtube.com/watch?V=q61v9K578OA。在這個 YouTube 視頻中，斯坦頓和一群青少年討論什麼時候玩遊戲比較不健康，甚至會成癮，又是什麼原因導致這樣的失衡，如何幫助有潛在成癮問題的朋友。所有內容都利用這些青少年已有並認可的資源和觀察結果。

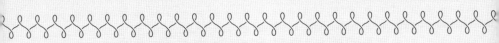

6. 疾病、失調和自我實現的預言

「將自己定位在過去只會讓人感到挫折。
實際上，我們可以驅散抑鬱，
讓自己好過一點並計畫未來。
當對未來有期待時，
我們會表現得更健康與快樂，壓力也會降低。」

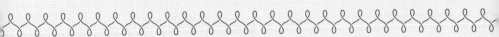

疾病、失調和自我實現的預言

人們會對很多事物發展出成癮行為，其中也包括了藥物，但藥物並不含有任何令人難以抗拒的化學物質足以讓人成癮；像開關一樣，可以簡單地讓成癮狀態出現或消失的生理機制也不存在。就像查拉維茨在《未曾破碎的大腦》、馬克·路易士（Marc Lewis）在《欲望的生物機制》（ *The Biology of Desire* ）中描述的那樣，成癮透過人類正常的獎賞與大腦系統進行運作。當一個人能從特定物質或行為中獲得需要的獎賞——可能是快感，但更多情況下是心理解脫或補償——而在個人生活其他領域中無法獲得恰當的獎賞時，成癮就會出現。

若成癮者發現這些破壞性行為之外還有其他有吸引力的替代品，他們就會發展出新的積極行為模式（就像查拉維茨、路易士和其他很多人那樣）。這是一個正常的生命發展過程，所有人都可能經歷過，尤其是孩子。

美國主流社會大多以病理性理念來看待成癮，其實這也是美國歷史上獨有的節制性傳統在現代的延續。這樣的觀念在當代社會隨處可見，從 2016 年歐巴馬政府發表關於鴉片類藥物危機的衛生部報告，到川普政府在鴉片類藥物問題委任克利斯蒂[①]——雖然路易士、斯坦頓和其他很多人都已不斷證明病理性理論模式是錯誤且無效的。

同時，以成癮為主題的電視節目，從比爾·穆瓦耶（Bill Moyer）1998 年在 PBS 製作的五集電視劇《近鄉情怯》（ *Close to Home* ）（第一集名為「被綁架的大腦」），到 2007 年以諾拉·沃

[①] 2017 年川普任命克里斯·克利斯蒂來幫助政府解決當下鴉片類藥物流行的難題。——譯者註

爾克（Nora Volkow）與美國藥物成癮機構為素材的 HBO 成癮主題電視劇，再到 2018 年 PBS 最新的成癮主題電視劇 NOVA，都宣稱證明了「鴉片類藥物成癮對大腦的影響，循證的治療方式可以拯救生命」。NOVA 指出，儘管這樣的治療專案已經有幾十年的歷史，但美國正經歷著「成癮問題的氾濫流行──這是前所未有的致命危機」。PBS 電視臺特別節目《解決成癮》（*Dealing With Addiction*）在 2017 年 12 月播放，目的為讓大眾更了解成癮。

所有這些關於成癮的電視節目有兩個值得注意的共通點：

● 儘管這些電視節目介紹關於成癮的全新科學發現，但它們並未因成癮的腦神經疾病模式無法阻止當下成癮氾濫流行而放棄這些理念，同時過分高估了成癮的流行及其造成的破壞。

● 基於成癮的腦神經疾病模式的治療方式從未在節目中出現，反倒出現了穆瓦耶熱愛的匿名戒癮會與 12 步驟戒癮法、被 HBO 列為最佳治療方式的動機訪談，以及 NOVA 對危害遞減法的強調，即為迷幻劑成癮者提供更安全版本的藥物或替代品，如迷幻劑阻抗藥（如納爾康 Narcon、納洛酮 naloxone），還有替代性迷幻劑（如丁丙諾啡 buprenorphine、美沙酮 methadone），以對抗用藥過量。

這樣的特點似乎與近幾年來不斷高漲的反疾病運動背道而馳，就好像科學和那些病理性理論的堅信者似乎無法面對這樣的挑戰。

儘管成癮研究有了很大進步，但是 2017 年包括止痛藥與海洛因在內的鴉片類藥物致死人數再次刷新歷史紀錄，同時古柯鹼與甲基苯丙胺的致死人數也劇烈上升，苯二氮卓類藥物的情況也是如此。1999─2015 年間，鴉片類藥物的致死人數出現 350% 的增長，

超出人們想像，2016 年因合成鴉片類藥物、海洛因、古柯鹼和甲基苯丙胺而導致的死亡人數又創新高。儘管從 2013 年起，處方止痛藥的使用量一直呈下降趨勢，但藥物致死人數在持續上漲，我們在新聞媒體上看到類似「美國處方止痛藥的數量出現了驚人下降」的頭條，與此同時也出現如「西維吉尼亞處方止痛藥的數量出現了 3100 萬的下降，但因鴉片類藥物使用過量的死亡人數仍在不斷上漲」，它已成為美國藥物致死率最高的州。

就算在堅持使用最新藥物協助治療（medicine-assisted treatment）的州，因藥物致死的人數也在不斷上升。最終也出現了以下論調，即認為現代治療方法讓藥物致死人數保持在穩定的水準。當然只有時間才能證明這個論調正確與否，還有它所提及的穩定水準究竟有多普遍，全美因藥物致死的人數依然是個龐大的數字。當今美國社會的用藥管理及其產生的影響，已經迫使我們為這一迫在眉睫的社會問題尋找奇蹟般的醫學妙方。

斯坦頓在自己撰寫的多篇文章，包括為《今日心理學》撰寫的《前所未有的藥物致死率緣由究竟為何》（*Why Our Drug Death Epidemic Is Worse Than Ever*），都預測過當今美國解決藥物致死問題的方式只會導致情況惡化。基於腦神經基礎的病理性理論將成癮看作慢性且無法治癒的大腦疾病，與其類似的觀點則將所有成癮與心理問題歸咎為童年創傷；這兩者都忽視了藥物成癮與相關死亡的真正原因。這些理念讓人們陷入成癮的泥淖與思維模式之中不可自拔，而不允許自己擺脫過去的影響，但只要給予適度空間、時間及機會，我們就可以像芭莉摩、查克、查拉維茨、路易士及其他許多人一樣告別成癮。

正向心理學——

美國賓夕法尼亞大學正向心理學中心主任馬丁‧塞利格曼（Martin Seligman），極力鼓勵人們用積極的方式來面對生命中遇到的心理障礙。雖然塞利格曼及同事並沒有特別提及成癮，但他們的觀點與成癮、其他臨床心理障礙，以及兒童的發展高度相關。

塞利格曼與約翰‧蒂爾尼（John Tierney）在《紐約時報》中寫道：

> 儘管大部分人都能保持樂觀，但那些罹患抑鬱與焦慮的人們只能看到暗淡無光的未來——導致他們病症的核心問題似乎就是這一點，而不是他們過去的創傷，或是他們對現狀的看法。儘管創傷的確會持續影響我們，但其實大部分人在創傷後都能變得更加強大，只有少數人會因為過度預測可能的失敗與拒絕而持續陷入掙扎之中。研究顯示，抑鬱症患者會以與常人不同的方式去想像極具消極的未來，同時高估風險。

一篇名為「為何未來取決於你心」（*Why the Future is Always on Your Mind*，即指作為人類，我們不可避免地以未來取向去面對這個世界）的文章顯示，**將自己定位在過去只會讓人挫折。實際上，我們可以驅散抑鬱，讓自己好過一點並計畫未來。「當對未來有所期待時，我們會表現得更健康與快樂，壓力也會降低。」**然而這種聚焦過去的方法是治療抑鬱症患者的主流，主要治療形式就是創傷治療。

◆案例研究：安東尼·波登——
幫助抑鬱與迷茫者的最好方式

　　一位很有見地的記者採訪斯坦頓眾多問題，並詢問他感情糾紛影響安東尼·波登（Anthony Bourdain）之死的看法，波登近期因一段具有嚴重問題的親密關係而自殺身亡。

　　斯坦頓為了讓記者也參與討論，詢問她：「我知道妳不是治療師，但如果有機會在他自殺前與他交流，妳會怎麼幫助波登？」

　　記者猶豫地說道：「探索他早年的創傷？」

　　斯坦頓聽到記者的回答後，不禁為創傷理論在美國人心中的地位感到震驚，就是這樣的影響讓這位記者給出一個錯誤的答案。他有些納悶地反問：「讓一個抑鬱的人去關注他生命中最悲慘的時刻？」

　　斯坦頓稍後提供自己可能給予的幫助：「我會與他一起回顧生命的意義：如他 11 歲的女兒，他受歡迎的工作，尤其是他逐漸能夠理解自身所處環境的文化與政治現實，他與身邊的人建立的連結，他所表現出的生活之樂（joie de vivre），他未來的電視劇製作計畫，特別是正在播放的電視劇。」這些並非對過去創傷的掩飾，而是他真實生活的一部分，只是可能暫時被忽略了。

　　孩子因基因而被貼上的標籤，實際上也帶來將他們鎖定在過去的風險，其中最典型的例子就是注意力不足過動症（attention deficit hyperactivity disorer，簡稱 ADHD）。2003—2011 年間，被

診斷為 ADHD 並接受藥物治療的 4 ～ 17 歲兒童青少年增長 40%，目前已有超過 10% 的青少年被診斷為 ADHD。這種診斷的流行讓 ADHD 孩子的家長甚至有屬於自己的雜誌和網站。這些家長得到的資訊是——儘管從未被調查過——ADHD 起因於缺乏大腦多巴胺，並因此會導致青少年透過「尼古丁、咖啡因、酒精、鴉片類藥物、無保護性行為、色情內容、賭博、冒險行為、危險駕駛和強迫性購物」等方式尋求額外刺激。

為什麼這些診斷在青少年群體中出現如此巨大增長？這種診斷幾乎毫無例外地導致醫生開出高效的安非他命或類安非他命處方藥，而這也引發了社會的擔憂。比起其他國家，美國有更多 ADHD 確診的孩子，而這種診斷可能會帶來嚴重的後果，其中令人擔憂的就是服用高效藥物如聰明藥（Adderall，一種類似利他林的藥物，可治療過動症但具有成癮性）所帶來的不良影響。一個在 2005 年被診斷為 ADHD 的年輕人在《紐約時報》刊登的〈聰明藥世代〉（*Generation Adderall*）中描述自己對聰明藥長達十年的依賴，甚至還包括了他從藥局偷藥的經歷。

這些診斷看上去可能幫助了許多孩子，而人們通常也接受孩子們的 ADHD 診斷。抗拒這樣的診斷需要勇士一般的堅定信念——就算是對那些難以接受 ADHD 標籤的家長來說也是如此，儘管他們也擔心孩子會因被告知自己有心理障礙而受影響。這樣的標籤對所有年齡的人來說都是有危害的，但對孩子產生的影響尤其明顯，因為孩子會很容易被這樣的標籤所定義。（「他會扔東西我一點也不訝異，因為他有 ADHD。」）

當然，我們並不是否認兒童和成人有著不同的脾氣，有些人會在某些領域遇到困難，有些人可能需要一段時間的治療，然而我們應該更為關注精神障礙的診斷，時刻留心這些診斷固有的自我挫敗

特點所產生的影響，並且去尋找其他更適合的方式來提供幫助。

　　爭議點在於，如果我們不能正確診斷孩子的問題，我們就是對不起孩子。實際上，大多數孩子不喜歡被貼上負面標籤，而這樣的態度有時候會被稱為「否認」。威斯康辛大學有一個針對自我標籤的研究，嘗試探索自我標籤對那些貼上「障礙」（disabled）的孩子造成的影響。研究者發現，僅有少部分青少年會出現自我標籤的問題，更重要的是他們發現存在自我標籤的青少年有更嚴重的自我羞恥感和抑鬱，同時也更傾向於放棄自我。換句話說，他們以更負面的方式去看待自己並且較難改善。結果還顯示，不僅這些青少年對自己的期待較低……與那些有著相似學業表現和行為的無自我標籤青少年相比，教師與父母也會看到這些青少年身上的能力障礙，並降低對他們的期待。

　　因此我們可以看到，就算對孩子的診斷能帶來想像中的好處，但它也會讓我們付出相對代價，青少年群體的問題尤其難以確診。孩子大多活在當下，當一個家長因孩子診斷為 ADHD 且告知未來會受影響時，憤怒地說道：「他們只是孩子！」精神健康病理紀錄的匱乏、未來成長路徑的不可預測性和個體發展因素的未知，讓任何對孩子的診斷都受到時間與準確性的限制。然而，就如斯坦頓在他所著的書籍《美國之疾》（*Diseasing of America*）中寫到的，我們美國人格外而且日益傾向於使用精神疾病診斷的標籤。

　　查克的家庭關係十分親密。他的父母一直以來都給予他很多關愛，他的婚姻也充滿愛與支持。他不斷抓住機會，以充滿創意的方式將技能應用到職業生涯中，讓自己充滿成就感，這包括他的音樂事業，以及他有關兒童和青少年的助人工作。但實際上，他的未來曾經也很慘澹。童年的他是一個表現不佳且被排擠的學生。給他貼上 ADHD 的標籤對遇到他的大人來說似乎是一件理所當然的事情。

青少年的他沒有辦法和身邊的人建立積極的關係，在青春期早期開始就出現酒精和藥物濫用的問題。診斷給他帶來的不良影響持續很長一段時間，甚至一輩子。

在他二十歲出頭的時候，作為一個音樂家，他陷入海洛因成癮的惡性循環中長達幾年。在一次混合使用海洛因與芬太尼之後，他差點喪命並被送進醫院。在家人的支持下，他開始回顧自己的選擇，決定改變人生的走向，這個過程並非一蹴而就，但最終在身為教師的母親幫助下，他開始從事與孩子有關的工作。

這份工作讓他成長，並幫助他在自身工作技能的基礎上找到其他優秀的工作。他得以為自己的成就感到自豪，並從他人那裡獲得承認與肯定。

查克的注意力不容易集中，而且會出現突然併發的精力旺盛。這樣的性格特徵使他在小時候被視為不守規矩的孩子，後來則是容易崩潰的搖滾歌手。但是，他逐漸找到了積極利用這些特徵來發展自己與職業生涯的方法。現在在妻子、同事，以及他工作的家庭眼中，他是一個效率高且熱心的人。從累積與反思成功以及他人的尊重中，他重新認識自己，決定不再貼上過去認同的 ADHD 標籤，也拒絕將自己稱為成癮者，只有擁有獨立意志與思考，才能讓人作出這樣的決定。

查克的個人經歷讓他格外留意孩子身上的潛力，很多孩子都陷入了自我挫敗的惡性行為循環中，就像前面提及的 DJ 一樣。他嘗試尋找方法來幫助孩子像他一樣拓寬生命的可能。查克努力發掘孩子的優勢與天賦，同時意識到孩子所陷入的行為陷阱，而不是簡單地診斷他們的狀態。當查克陷入這樣的困境時，他身邊有足夠的人對他充滿信心，他清楚地知道未來想成為怎樣的人，然後找到了對他來說有意義的人生，但這都發生在他離開學校之後。即便處於充

滿惡意的環境，他對未來依然充滿希望，堅持達克沃斯所描述的毅力。對當今的孩子來說，這不是件容易的事。

如同查克所作出那樣鼓舞人心的選擇，本書的建議也許與大部分兒童行為和成癮專家給出的建議大相逕庭。這些專業人士告訴人們，面對當下困境的最好方式是為自己或孩子的行為選擇一個合適的標籤，但我們的理念建立在塞利格曼的正向心理學、戈登·紐菲爾德（Gordon Neufeld）的發展理論，和達克沃斯關於毅力與堅持的研究基礎上。這些研究告訴我們，每一個人最終都有能力建立並走上屬於自己的積極人生之路。

任何能夠減少行為不良兒童診斷的努力都是寶貴的。查克和斯坦頓曾輔導一名被診斷為 ADHD 及其他相關障礙的 10 歲男孩吉拉德，但在吉拉德知道自己有著相對充滿希望的預後，開始出現明顯的改善。醫生告訴他，他的障礙並不是持續終身的。吉拉德有著一顆焦躁不安的心，注意力在不同的事物間快速轉移，自己說：「我現在沒法集中注意力，因為我有這個問題。但隨著我長大，我會逐漸擺脫這方面問題，因此我不應該在那之前放棄自己。」這樣有益的見解可以幫助吉拉德用更有耐心的態度對待自己，並堅持完成任務。但問題是，我們真的需要這樣的標籤來達到這樣的結果嗎？

最核心的問題在於——在我們嘗試幫助孩子適應自身學習方式，並支援他們發揮自己的潛力時，這些精神障礙的診斷到底有無益處？我們認為在大多數情況下，這樣的標籤往往有害無益。

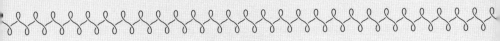

7. 超越標籤

「我們很期待未來能有一個系統不會幫人貼上標籤，
但如果現在要幫助非病理性或無標籤的孩子，
就只有不帶標籤為孩子提供說明的學校或系統能發揮作用。」

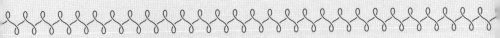

超越標籤

▌兒童與精神障礙——

2013 年由美國疾控中心公布的資料顯示，大約有 1/5 的孩子存在心理障礙，並預估這一比例將呈現上升的趨勢。

我們想問的是：

● 為什麼有 1/5 的孩子存在嚴重妨礙健康的心理疾病？

● 這樣高的得病率是來自孩子生活中發生的事件？還是說 1/5 的美國（或者全世界的）孩子一直都患有心理疾病？

● 在得到如此令人擔憂的資料之後，我們是否會像治療天花、瘧疾和愛滋病那樣去改善孩子的心理健康？

為了回答最後一個問題，MedicineNet 上的一篇綜述表示，「每年都有約 1/4 的兒童和青少年正經歷著某種心理障礙，1/3 的兒童和青少年將在一生中經歷某種心理障礙」。

ADHD 影響著約 8% ～ 10% 的學齡兒童。2% 的兒童和 4% ～ 7% 的青少年受到抑鬱症的影響，*約有 20% 的青春期孩子在成年之前出現了抑鬱症*（我們將重點標為斜體）。比起兒童，青少年更容易出現成癮、雙相情感障礙，有時候也會出現早發性精神分裂症的情況。

儘管並不常見，發展性障礙如自閉症可能會對兒童及家庭造成嚴重且長達一生的影響……關於自閉症的統計結

94

果顯示，有 1/88 的孩子受到了自閉症的影響，在過去的 10
年間增長了 78%。

　　這個概要沒有提及焦慮，儘管目前焦慮已被列為最常見的兒童
精神障礙之一，當然還包括 ADHD 和抑鬱症。2017 年，《紐約時
報》刊登了一篇名為「為何有這麼多美國青少年正遭受嚴重焦慮的
折 磨？」（*Why Are More American Teenagers Than Ever Suffering
From Severe Anxiety*）的文章：「1985 年，加州大學洛杉磯分校高
等教育研究所對尚未入學的新生進行問卷調查，詢問他們在過去的
一年中是否『被自己需要做的事情所淹沒』？18% 的學生回答是，
但到了 2010 年這個數字變成 29%，2016 年這個數字已經上升到了
41%。」真令人震驚。

　　儘管很難清晰地將這些結果完全區分開來，但我們至少可以總
結出以下幾點：

● 年輕人被診斷為心理障礙與相關問題的比例高得驚人（10%
　診斷患有 ADHD，20% 診斷患有抑鬱，大約 15% 的 18～
　25 歲青年診斷為物質濫用障礙，大約 40% 的大學新生診斷
　為焦慮症）。

● 特定心理障礙的患病率急劇上升（ADHD、雙相情感障礙、
　焦慮障礙）。

● 不論這些患病率的上升是因為過度診斷，還是因為孩子正面
　臨的情境出現了變化，如此高的患病率都非常令人擔憂。

● 我們為孩子提供的立即性幫助沒有成效。

因此，我們應該嘗試回答以下問題：

● 如果有更多孩子變得焦慮、抑鬱並且出現酒精濫用障礙，作為家長和旁人，我們可以做些什麼？

● 儘管孩子會隨時間與心智成熟而康復，但依然有一部分人在成年後存在這些問題（畢竟，16% 的 30 ～ 44 歲成年人依賴酒精），我們又可以做些什麼來預防這些青春期的問題蔓延到成年期？

● 如果孩子因為診斷、治療甚至獲得的幫助而貼上精神障礙的標籤，我們又應該如何幫助他們好好成長？

在回答這些關鍵問題之前，先讓我們繼續追溯查克的故事，因為這代表著一種超越 ADHD 與成癮標籤的成長之路。

▌查克的另類故事——

查克很衝動，注意力容易分散，從他的學業來看簡直是一個無可救藥的學生。無論是青少年時期還是成年後，他的注意力不集中和好動對生活，包括學業與社交都造成了很多干擾，因此，對他來說，將這些症狀看作 ADHD 可以讓他稍稍鬆一口氣。但從某些時候開始，將自己視為精神障礙患者無法再為他提供任何幫助了。

查克逐漸發現自己不斷強調自我認同中那些負面的特點，並忽略了那些同樣存在的積極品質，而正是建立在自身積極品質後，他才逐漸形成了更好的自我認同。查克回憶：

● 我被貼上「衝動」的標籤──就是這個特點讓我在學校裡經常闖禍，但我從未因積極自發性而受到表揚，這種自發性讓我能夠用創意思維思考，並成功地探索周圍事物。

● 我「無可救藥」且「失控」──在藥物濫用的行為上，這樣的標籤成了一個自我實現的預言，但從另一個角度來說，我尋求感官的刺激，也是這個原因開始旅行音樂家職業道路，成為兒童與家庭的諮詢顧問、作家和播客。這些事情給我帶來了興奮感，讓我能夠全心全力地投入其中。如果沒有這些事，我的人生會淡然無味。

● 在學校的時候，我是一個「注意力容易分散」「不遵守紀律」的孩子，這也導致我在課堂中常常無法跟上進度，讓我開始懷疑起我的智商。但也是這些相同的特徵讓我在其他時候格外專注，我會花大量時間來研究、創作或做那些對我來說很有趣的事情。一直以來，我都對科學、文學和藝術領域的很多抽象概念充滿興趣，這樣的興趣引領著我走向不同的職業道路，並最終找到屬於我自己的幸福。

　　查克天生的特性雖然在一些情景下為他帶來了挑戰，但在另一些情境下為他帶來了力量，對我們來說也是如此。當查克意識到這一點，他開始拒絕 ADHD 的標籤，因為他認為這樣的標籤帶來了侮辱與自我限制。不久後，就是這種自我意識與獨立性讓他開始拒絕身上的海洛因成癮標籤。他轉變自己的態度，讓生活建立在能夠帶來意義與快樂的事情上。

　　查克現在是一名 30 歲出頭的受訓專業人士，有足夠的專業知識來了解真實的自己。但在那些和查克一樣面對挑戰的孩子中，有多少人擁有查克所擁有的資源呢？在他的專業工作中，查克很痛苦

地發現，美國校園中有很多善意的專業人士都太急於為孩子貼上凸顯缺陷、忽視潛力的標籤。當我們告訴年幼的孩子他們有 ADHD 或者成癮問題的同時，卻很少告訴他們，他們還可以將生活建立在自身特有的能力上——這是查克有幸擁有夠多的機會才發現的真相。

讓我們回到吉拉德的故事上來，這個 10 歲的男孩診斷出患有 ADHD，而且他當下的情緒與行為問題都源自他的大腦。當查克與吉拉德在不同情境下交流後，他為吉拉德撰寫了一份評估報告。

◆查克對吉拉德的評估報告

和吉拉德交流令我感到愉快，他充滿活力，是一個很有趣的孩子！以下是我對吉拉德的個人技能與需要成長領域的觀察：彈性、解決問題能力、情緒調節。當然，這些都是兒童發展過程中逐漸習得的能力，沒有一個孩子能夠一瞬間或同時全部掌握。意識到這一點後，教師與旁人就能夠以一種更漸進的、通俗的方式來幫助孩子。當我們的看法從「這個孩子有問題」，變成「我想要幫助這個孩子發展這些技能」時，對他身邊的每個人來說就不那麼艱難了。

首先，我想分享我對吉拉德與他的個性觀察（括弧內是給讀者的標注）。吉拉德擁有這些特點：

● 有創造力
● 有冒險性
● 有自我主動性

● 以人為焦點

● 有交互性

● 缺乏耐心，具有衝動性

● 有自發性

● 外向且多言

● 具有說服力

● 好玩且愛玩

● 總體較樂觀

● 有時候會害羞

● 溫暖且關心他人

（在這一組特點中，我們可以看到吉拉德特定傾向的兩面性——例如他既衝動也有自發性，他還很愛玩。我們也可以看到他現在並沒有完全地投入到生活中去，他有時候會這麼做，但有時候又完全反著來——例如有時候他很外向喜歡聊天，但有時候很害羞。）

教師需要時間與精力去完成手頭滿滿的工作與責任，因此可能無法時刻關注到吉拉德複雜多變的性格，但忽視可能會導致吉拉德出現「挑戰性行為」。

與此同時，這張個性清單也提供了他可以為家庭、同伴或教師作出貢獻的方式：

● 他可以開放地表達。

- 他擁有領導力。

- 他可以獨立工作。

- 他享受和他人相處。

- 他可以娛樂他人。

- 他在意大家是否快樂。

- 他會用有趣的評論來調節緊張的氣氛。

- 他可以讓人歡笑。

- 他很合群且願意提供自己的幫助。

- 他很善良。

從某種意義上來說，吉拉德生命中的大部分人都知道這些，而這裡有很多值得我們探究的部分。[1]

（當吉拉德的父母看到這張積極的清單後，他們會感到無比寬慰——儘管，或者說尤其是因為——他們了解這是兒子的真實形象。）

當然，他有一些性格上的盲點，這些盲點可能會導致一些迷茫或讓他遇到問題。

- 他傾向在沒有思考的情況下就表達自己。

- 比起學習做事，他更喜歡和人聊天。

---

[1]查克的特質列表強調了孩子身上積極的品質，這來自菲茨傑拉德的成果，可見第4章。

● 有時候他會忽略一些重要的細節。

● 有時候他會變得過分敏感。

● 他可能會鄙視權威。

● 他很容易因為例行常規而感到無聊。

● 有時候他會以控制欲來展現自己的獨立性。

　　我們面臨的問題是，對吉拉德來說怎樣才是最佳的環境——包括物理環境、社會環境、教養方式還有教學方式——讓吉拉德可以發揮自己的技能，同時在其他領域發展他需要的能力？

　　這就需要所有想幫助吉拉德的人回答兩個關鍵問題：怎樣才能和吉拉德有效溝通（就他與我的擔憂與需求溝通）？我們應該如何幫助他發展出更具彈性、情緒管理能力與問題解決能力？

　　以下是我為所有想要幫助吉拉德的人提供的建議：

1. 引導吉拉德前進：

● 當他問「還有誰」時回答他。讓他知道還有誰參與到你希望他做的事情中。（對他來說，生活就像一個大型派對。）

● 適合的時候，邀請他活絡氣氛，讓他從同伴群體處獲得認同與肯定。

● 當他的情緒「失控」時，為他提供一個充滿愛與認同的環境。（他的父母已經這麼做了，但要意識到這些可能會強化他的情緒「失控」。）

- 他可能會充滿熱情地嘗試做一些事情，但在中途失去耐心，可以為他提供一些短期可實現的目標，讓他有成就感；教會他掌握自己的節奏，同時慢慢地延長任務的時間或者提高難度；以此強化他對於長期任務的聚焦。

- 有時候他喜歡自己的獨立性，經常會反駁成年人給出的建議，因此他需要確切知道你說的話是認真的。成年人應該花一些時間向他解釋情況，然後提供合理的選擇，這樣他可以參與討論，然後堅持自己的選擇。

- 吉拉德天生喜歡關心他人並且樂於提供幫助，可以想像有時候他會為了維持社交和諧而忽略自己的感受。

- 和他交流時，讓他了解他人的客觀需求與意圖，同時也注意到自己的需求。

2. 以適當的方式鼓勵吉拉德：

- 讓他知道他有很多積極能量，而且很有趣

- 為他提供盡可能多的機會，讓他能夠幫助與支持別人，並就此給予肯定

- 當他在對的時機發揮絕佳幽默感時，不吝於讚美讓他知道你很欣賞他自在地分享自己的想法。

- 當注意到他有自信地以快速且高效的方式回應時，給予肯定

- 告訴他你理解有時候他希望去做那些對他來說重要的事情，並且告訴他你希望他等一下並不意味著你認為這不重要——這只是你希望保持平衡，並且納入更多人，然後他能繼續追求自己的夢想（如他對動物的熱愛）。

- 告訴他你留意到他對別人的關懷，還有他對別人需求的關照。

3. 在校園內可以幫助到吉拉德的學習方式：

　　當這些關於吉拉德個人行為、識別真實價值觀和偏好、溝通、鼓勵的問題得到足夠的支持後，我們的關注點就可以轉移到他在學校的學習方式了，當他能夠更有彈性、更懂地管理情緒和解決問題時，他的學習問題也會自然而然地得到改善。

　　我還沒有教吉拉德任何學業方面的知識，但似乎他在以下方式中學得最好（以閱讀為例）。

　　合作 / 小組形式：吉拉德喜歡和同學一起學習。應該提供他在課堂或者課外以小組形式學習或者遊戲的機會，讓他顯示有機會顯示領導力。

　　語言 / 聽力：吉拉德雖然不喜歡閱讀，但喜歡聆聽概念的解釋，再透過表達的方式去理解。他也喜歡聽、唱、哼音樂，在學習時他還喜歡聽一些白噪音作為背景音樂。

　　動覺：吉拉德喜歡使用有形的材料來幫助他理解並解決問題。（就像大部分人一樣）他最適應於他熟悉的內容和過去曾經做過的事情。

　　互動：就像遊戲與任務中的互動一樣，將互動融入閱讀與寫作中——例如閱讀並撰寫電子郵件或信件。

● 吉拉德不是每次都能完成閱讀作業，因為比起一直去想，他更喜歡直接做。他喜歡將任務分成不同的小塊，而這種方法能夠幫助他完成大型任務或者項目，用在閱讀上也一樣。

● 平衡的生活體驗，將這些體驗應用於學術課題，這樣的學習方式既給吉拉德帶來最佳學習效果，也讓他更快樂（他愛自然與動物）。這樣的平衡將指引他自然地從學校過渡到更廣

闊的世界，同時也限制了成年人因為想改變他的學習方式而帶來的干擾，還有這種干擾帶來的壓力。

　　吉拉德會沒事的，尤其如果持續不斷帶他去冒險——就像來見我對他來說也是一種冒險——並且讓他知道，生命就是一場大冒險！我會很高興成為他的老師。

如何獲取特殊支持資源——

　　我們可以注意到，查克的報告中沒有出現過任何標籤，而是欣賞吉拉德自身能力，他想追求的目標，以及如何增強他未發展的領域。更重要的是，發展他已有的優勢。對比貼上精神障礙的標籤，這是一種基於個體優勢的方法。這種方法最重要的是讓吉拉德可以自信且有動力地在校內外積極發展。

　　由於工作特性與個人名聲，查克的工作相對獨立，並與不同的學校和家庭合作。他為自己所幫助的兒童提供的是特殊項目。實際上，沒有被貼上標籤的孩子通常無法獲得他提供的幫助，正是透過診斷的標籤，孩子才能夠獲得額外的幫助與服務——有時候甚至包括有所幫助的藥物治療。

　　這種做法通常迫使那些不安的父母艱難地為孩子找到一個合適的疾病標籤，為了讓醫生替孩子做那些昂貴得讓人望之卻步的醫學檢查，人們必須為孩子搜尋一個恰當的診斷標籤。實際上，家長、醫生和旁人都意識到這一點，他們常常一起開玩笑地說道：「我們需要給你貼上標籤來幫助你獲得其他東西。」這些父母不得不經歷的繁瑣過程給了我們兩個啟示：

- 盡可能避免把這樣的標籤當真，不要忽視了你面前那個「真實」的孩子。
- 就像馬克的案例一樣，一個敏銳且有技巧的老師通常會採取查克為這些案例列出的建議。諮詢師有著不同的流派，因此他們使用這種優勢取向或無標籤化理念的程度也有所不同。我們希望鼓勵更多的家長、教師與諮詢師聽從自己的直覺。（因為我們知道很多家長和專業人士是帶著疑慮與保留意見去執行病理化理念。）這意味著當人們與校方協商為孩子提供更多額外的服務時，他們必須清楚自己正在為孩子爭取什麼。當然，我們很期待未來能有一個系統不會幫人貼上標籤，但如果現在要幫助非病理性或無標籤的孩子，就只有不帶標籤為孩子提供說明的學校或系統能發揮作用。

▌孩子的力量、勇氣和毅力──

達克沃斯發現，人們能發揮自己的積極潛力，並非因為他們擁有什麼技巧或能力，而是因為他們擁有毅力：

> 通往卓越之路沒有捷徑。獲得真實的專業性、解決超難課題，這些都需要時間──且遠比人們想像的時間要長得多。你必須應用技能並為人們提供有價值的商品或服務。毅力是因為你在乎這件事，讓你願意為此堅持付出……毅力是堅持做你喜歡做的事，而不僅僅是感興趣──毅力是長久的愛。

達克沃斯將塞利格曼正向心理學中對樂觀的強調延伸到了毅力

的行為範疇，以及靈性角度的意義（purpose），即如果以積極的角度看待生命，擁有生活的目標，孩子就能成功。無論是個人任務還是整體的成就，當孩子相信他們付出的努力是值得的，他們應該繼續去努力追求自己的目標時，他們就能成功。

塞利格曼和達克沃斯的正向心理學理念，是成癮和心理疾病診斷標籤的反面寫照。在查克的人生故事和他所從事有關孩子的工作過程中，我們可以看到這些理念的應用。在查克眼中，他自己的人生從被診斷為問題兒童，轉變為充滿樂觀、堅持和積極人際關係與工作的人生。這才是孩子發展過程中的成長之路。

塞利格曼和達克沃斯在研究中的發現，正是查克在自己人生與工作中的發現，也是斯坦頓與查克在幫助與研究成癮者過程中的發現。所有人都可以用自己的方式進步、改善和發展，儘管有時候我們需要幫助。我們所有人都傾向於在這個地球上成功地活著，只要找到我們擁有的資源，挖掘並展現出潛能即可。

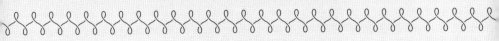

8. 行為成癮及其啟示

「認為人們在藥物之外可能只會對賭博成癮，
而不會對性、購物、食物、電視、電子遊戲、
手機，或任何以衝動及破壞性方式做的事情成癮，
未免也太過荒謬。」

行為成癮及其啟示

1975 年，斯坦頓在與布羅德斯基合著的《愛與成癮》中首次引入了愛與性成癮的概念，當時這個概念被世人嗤之以鼻。在某個研討會中，一位著名的成癮研究者在斯坦頓演講後發言：「我每天早上都會讀報紙，但這並不意味著我對報紙成癮。」

讓我們回到 2013 年，那時美國精神醫學協會公布了最新版診斷指南《精神障礙診斷與統計手冊（第五版）》（*Diagnostic and Statistical Manual of Mental Disorders*，5th，*簡稱 DSM-5*）。這本精神醫學參考書目具有幾點重要的啟示。

其中之一就是，「成癮」一詞並沒有出現在 DSM-5 中列舉出的十一類藥物中，這些藥物包括酒精、咖啡因、大麻、鴉片類藥物、興奮劑（古柯鹼和安非他命）、菸草（尼古丁）等等。「成癮」也沒有出現在第三版和第四版的 DSM 中，取而代之的是「依賴」。

然而在 DSM-5 中，「依賴」一詞在物質成癮類別中消失了，換的詞就是「成癮」。和物質濫用障礙同為一類，DSM-5 列出了一個成癮障礙：強迫性賭博。每個人都覺得這一分類令人疑惑：雖然在藥物濫用中沒有出現成癮與依賴這些術語與概念，但這些詞依然被專業人士與普通大眾頻繁使用。成癮這個術語或者概念確實出現了──但僅出現在一個非藥物相關的賭博行為中──同時，它又與物質濫用障礙被列在同一類別。

每當出現這樣與常識相違背的事情時，也許我們都在見證思維革新，無論這樣的革新有多麼雜亂和難以理解。DSM-5 並沒有使用成癮或依賴來定義物質濫用障礙，他們將物質濫用障礙分為「輕度」（mild）、「中度」（moderate）和「重度」（severe），並使用相同的標準來總結所有藥物類型使用者體驗到的各種問題。這樣的

分類方法反映了雖然那些存在物質濫用問題的人們，在使用藥物時從不按部就班地顯示成癮的傳統症狀，但是他們的生活與藥物之間依然存在著病態關係（wedded unhealthily）。

因此，如果一個人無法根據民俗、傳統的標準定義為成癮者——例如《金臂人》（*The Man with the Golden Arm*）中因為無法使用藥物而出現戒斷反應撞牆的人——我們又憑什麼說他們有問題呢？因此，有批評者抱怨說輕度物質濫用障礙並不是一種精神疾病。他們錯了，總體來看 DSM-5 的分類原則可以發現，手冊中只納入了導致功能受損與痛苦的行為或症候群。本書第二章所描述的成癮過程性定義同樣基於這兩個概念（因此也將早晨閱讀報紙的行為排除在成癮障礙之外）。

DSM-5 第二個令人震驚的啟示是，古柯鹼或海洛因的使用本身並不能構成精神障礙。其實 DSM-5 列出了一系列症狀或問題。對於功能受損，可以參考第五條標準「因頻繁的物質使用導致無法正常工作、學習或生活」，和第七條標準「因為物質使用而放棄或減少了重要的社會、職業或娛樂活動」，同時還有對於藥物的耐受、戒斷和渴求反應。哪怕確實存在上述問題也不意味著就是物質濫用障礙。當然，這不是建議人們去使用藥物，但使用藥物——就像玩電子遊戲——本身並不是一個問題或心理障礙，更不用說是否就是成癮行為。實際上，就如我們所看到的，大部分藥物使用者並沒有出現 DSM-5 所列出的功能受損。

◆斯坦頓對DSM的研究

經常有醫生或律師要求斯坦頓幫忙評估他們的成癮症狀圖表。當這些醫生因為非法使用藥物、酒駕，或在離婚

過程中遭伴侶指控有酗酒、藥物濫用問題時，他們會被要求到私人康復機構接受戒癮干預，其中最有名的是哈澤爾登・貝蒂・福特（Hazelden Betty Ford），這些私人康復機構遍布全美，尤其集中在南加州與佛羅里達州。

身處此情境下的醫生通常會面臨「外科醫師健康專案」給予的選擇，類似於員工支持專案在醫學領域的替代品，在斯坦頓的印象中一般都由匿名戒癮會組成：即花幾個月時間接受康復中心的治療，幾乎所有康復中心都採取 12 步驟康復療法；如果拒絕，他們的醫師執照就會被吊銷。面對這樣的選擇，醫生只能同意暫停執業，並支付十萬美元左右的罰款，儘管他們並不認為自己有成癮問題或者對藥物的使用失去控制。

然後他們就會面對一些從來沒想過會面臨的問題：

● 他們必須馬上「承認」自己是一個成癮者或酗酒者，且完全無法控制自身的物質使用問題。

● 必須參與「靈性」的專案，因為這是他們康復治療的一部分

● 必須參加 12 步驟康復治療的所有療程。

很多醫生都對這些看似是醫學性質的康復項目感到震驚，這與他們以醫生身分治療患者的方式有著天壤之別，在他們的治療中，患者的信仰和偏好都受到充分尊重。但他們只能硬著頭皮表示同意，因為如果不同意，就會被康復中心踢出項目，從此不得行醫。

這些折磨結束後，儘管他們已經離開了康復中心，但也必須繼續達成以上所有要求，還要接受測試以保證完全

保持著戒癮的狀態，包括不喝紅酒或者啤酒——就算喝酒對他們來說從來不是問題。

對一些醫生來說，這樣永不停歇的角色扮演遠超出他們的承受範圍，因此他們聘請律師來表達抗議。然後，這些醫生或律師就會聘請斯坦頓評估他們的成癮或酗酒問題的程度（或者用DSM-IV術語來說就是物質依賴障礙）。

儘管所有康復專案都基於12步驟康復療法，但在斯坦頓評估的醫療紀錄中，必須按照DSM的診斷標準來解釋他們的治療行為。這兩種治療成癮的方式並不相同。實際上，斯坦頓是DSM-IV物質使用障礙顧問組的成員，並參與診斷標準的制定。

● 如上文所述，DSM並沒有使用「成癮」、「酗酒」、「成癮者」或「酗酒者」等術語

● 對任何物質的使用，哪怕再頻繁，在沒有符合特定診斷標準時，都無法診斷為物質使用障礙

● 康復並不需要戒絕物質使用——只要物質使用不再成為問題。請注意：這一點讓DSM成為危害遞減法的支持者（見下一章）

● 當物質使用問題不再出現時，就能認定個體已經達到長期康復的水準。這意味著DSM將成癮或者相關障礙看作一種受時間限制的疾病。

當然，個體很有可能需要依靠自身偏好的治療流派來面對他們需要解決的問題，無論是焦慮、婚姻問題，還是缺乏對生活的激情或工作動力等。但無論是否為藥物成癮者、酗酒者或物質使用障礙

者，任誰都會遇到這些問題！這些案例需要斯坦頓提供專業評估這件事令人感到吃驚。很明顯，即使是那些精神科醫生——當然包括那些康復中心——也沒有意識到他們專業領域內的診斷聖經 DSM 所欲傳達的資訊，而這些資訊與 12 步驟療法的理念幾乎背道而馳。

▌ 成癮定義的演變──

正如斯坦頓與布羅德斯基在 1975 年出版的《愛與成癮》一書中提出的那樣，2013 年，美國精神病理學界在最新的診斷手冊中終於承認成癮並非僅限於或僅出現在藥物中。這樣的改變是有意義的，儘管意義十分有限。然而，認為人們在藥物之外可能只會對賭博成癮，而不會對性、購物、食物、電視、電子遊戲、手機，或任何以衝動及破壞性方式做的事情成癮，未免也太過荒謬。

其實，成癮的物件並非僅限於事物，它也可能出現在我們的生活中──在人們的活動以及參與的過程與結果之中。DSM-5 算是承認了這一點，但它並不能公開宣稱。也可以說，DSM-5 和成癮領域的專家尚未意識到他們的理論邏輯所造成的影響。

無論 DSM-5 如何描述成癮，任何想要幫助成癮者的人都需要認識到成癮發展的整個過程。正如第一、二章所說，我們可能會以破壞性的方式投入任何沉浸式的體驗中，需要考慮的重點十分明確：這個活動或體驗到底在多大程度上影響了你或他人？你有多希望改變？斯坦頓的生命歷程項目並不將他人的習慣看作成癮、酗酒等，而是去關注自身習慣造成的問題和他們想改變的動機。

我們是否認同他們的成癮行為並不只限於藥物或酒精？是的，千真萬確。

◆LPP案例研究：進食與運動成癮

因為自身的強迫性進食、抑鬱和焦慮，一位來自共和黨主導州的女士開始尋求同為女性的 LPP 教練幫助，她將這些問題與想要做個完美的母親、妻子和基督教徒聯繫在一起。她的教練如此記載：

「貝亞是一位南方浸信會（Southern Baptist）的教徒，從小接受父母嚴格的教養：無酒精、無舞會等，同時必須完全遵守教會的教義與上帝十誡。

她的父親因為飲酒而被教會驅逐，而他的去世也與酗酒有關。她很愛父親，但當他成為一個酒鬼之後，她感覺羞恥並且完全和他斷絕關係。

強迫性進食和為彌補而出現的強迫性運動使她感到十分痛苦，並因此減少了社交和日常活動。」

LPP 也可以幫助如貪食症或厭食症的成癮性進食行為，通常貪食和厭食會交替出現。對一個目睹父親酗酒的女性來說，這些行為所表現出的成癮性顯而易見。就像其他來訪者與普通人一樣，她能夠直覺地意識到，成癮的過程並不源自藥物或酒精本身。

教練十分尊重貝亞為了家庭與信仰奉獻的精神，但這種奉獻精神似乎無法成為引領她獲得個人健康與幸福的北極星。在進食問題的同時，貝亞會拼命地運動，有時候甚至會出現傷害到身體的情況；同時，她還出現了劇烈的情緒波動。貝亞意識到她必須找到一種更自然、更沒有限制的進食和運動模式，一種更能給予她支持，讓她感到平靜的生活方式。

她的教練開始和她一起發展適度的運動專案，同時幫助她減輕

身為人母的壓力。貝亞希望她對孩子的要求不要那麼高,從而更享受與孩子在一起的時光。她也開始暫時離開家庭以享受屬於自己的時光,例如培養興趣、愛好,做自己喜歡做的事情等等。這些事情讓她能夠以更自然的方式來處理情緒問題,例如,她開始享受園藝,並能夠放鬆地看著小鳥在林間嬉戲。

貝亞需要為自己的改變找到支持。首先,她必須與丈夫、孩子溝通自己的需求,而他們都很支持她。當她不再大量地獨自運動後,她開始和幾個鄰居固定每週散步,而這讓她在教會外第一次建立友誼。

教練應用了生命歷程項目的核心理念,即關注整體心理健康、價值、個人技能和資源、家庭溝通、關係與社區以及目的,讓這些成為與任何成癮作戰的基石。

◆愛與藥物成癮

一段關係怎樣才會變得具有成癮性?這種成癮是真實的嗎?當在成癮康復中心「超越機構」(Above and Beyond)和不同群體交流時,斯坦頓常常會提出有關對愛成癮的問題。身處這種艱難環境中的人幾乎馬上能夠理解,關係成癮可能是最具破壞性的一種成癮,它們往往是藥物或酒精成癮的源頭。

對女性來說,另一半可能就是她們走向藥物或酒精成癮的原因,而對男性來說,一段失敗的關係往往也是他們成癮的導火線——感到失落與背叛。當然,我們不想將成癮歸咎於他人,雖然這些例子在中產階級人士中比比皆是。但在更艱苦的環境中,物質成癮會帶來毀滅性的影響,

而對愛的成癮在這些人眼中是如此顯而易見。

▎關於兒童成癮——

當下人們大多聚焦於兒童遊戲或其他科技設備成癮，因為他們尤其容易在這些領域出現成癮行為。和 DSM-5 類似，世界衛生組織發布的《國際疾病分類第十一次修訂本（ICD-11）》也是廣泛使用的疾病診斷手冊。ICD-11 將遊戲成癮列為初級成癮障礙，儘管 DSM-5 沒有採取這種理念，但如果一個孩子因為整天玩遊戲而拒絕和其他孩子玩耍或者離開家（如第五章），他就有成癮問題。這種成癮指的是對於特定具破壞性且存在自我延續性體驗的依戀，並因此妨礙了個體的生活，造成功能受損與主觀痛苦（見第二章）。

科技對我們的生活造成了巨大影響。正如佛蘭克林·福爾（Franklin Foer）在《無腦世界：高新科技帶來的存在性威脅》（*World without Mind: The Existential Threat of Big Tech*）中所提到的，作為人類我們已經被科技重塑，科技已然成為意識核心。現代的兒童與青少年活在科技之中，簡訊、電子郵件等已經取代人與人之間的接觸，甚至取代電話交流，大部分人（包括孩子）都透過這樣的方式來與他人互動。但與此同時，有更多人感到孤獨。

科技公司熟知該如何掌控我們的意識，幾乎沒有人能夠長期不受電子設備的干擾做一件事。對成人和孩子來說，這似乎是個無解的難題。然而，福爾並不完全是一個悲觀主義者，他把孩子學習如何適當地使用手機與電子設備，比喻為學習在充滿糖的海洋中理性地吃糖。當然，儘管我們很多人都已經學會了，但是無處不在、充滿誘惑的食物也導致了全球性肥胖，這種肥胖正是從美國開始的。

我們知道成人可以在健康的範圍內使用藥物、酒精以及社交媒

體,其實對孩子來說也是如此。只不過我們可能會更擔心藥物使用對孩子產生的負面影響,但這並不意味著使用藥物的孩子就是成癮者,並且必須一輩子戒絕藥物的使用。危害遞減法是一種關注結果而非藥物本身的干預方法,它並不要求完全戒癮,而是要求孩子對生活更有參與感,透過評估可以看到他們的努力,他們交流的人,他們對家庭生活的參與,還有打發時間的方法。

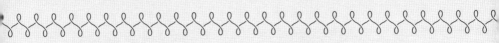

9. 青春期及康復過程中的
戒癮與危害遞減法

「危害遞減法實際上是發展性理論的重大突破。
當我們鼓勵人們以更健康或更沒有傷害的方式使用藥物時，
整體來說，人們就更傾向於停止使用藥物。」

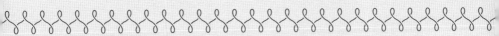

青春期及康復過程中的戒癮與危害遞減法

和戒癮的方法完全不同，本書對成癮採取了危害遞減（harm reduction，簡稱 HR）的方法。在戒癮中，個體完全停止了對特定物質、所有精神活性物質和成癮性活動的使用。（戒癮毫無意義，例如貝亞的進食與鍛煉成癮，以及對於電子產品或愛的成癮。）在治療中使用危害遞減法意味著最終目標並非戒癮，而是改善個體的處境——他們的總體生活水準。

美國「說不就好」的理念，堅持年輕人應該徹底拒絕使用藥物，危害遞減法也影響了這一理念。

▋ 危害遞減法與青少年飲酒——

在談及危害遞減法幫助藥物使用者，尤其是海洛因使用者正常生活之前，讓我們先從兒童與青少年的物質使用說起。兒童適用危害遞減法嗎？

美國有著節制的傳統，我們可以看到戒癮的理念出現在 1920 年代的禁酒運動中，1933 年被廢除，但南西·雷根（Nancy Reagan）提出的「說不就好」理念從未在美國失去主導地位，尤其在兒童與藥物領域更是如此。大多數人都希望他們的孩子一輩子不要碰非法藥物，但自從加利福尼亞州大麻合法化後，大麻現在已經在美國三分之一的區域成為合法娛樂性藥物。加拿大成為第一個將大麻列為成人合法娛樂性藥物的西方國家，還有很多國家都在考慮實施類似的政策。這個趨勢似乎已經不可阻擋。

我們在第二章回顧過正常藥物使用的合理量。全美藥物使用與健康調查結果顯示，有近一億的美國人每年使用處方止痛藥，2800

萬 12 歲以上的美國人在過去一年中使用過非法藥物，86% 的美國人在一生中喝過酒（70% 的人在過去一年中喝過酒，56% 的人在過去一個月喝過酒）。因此，你和你的孩子不太可能完全避免與這些物質接觸。我們關注的問題在於，一個年輕人應該在什麼時候學會面對酒精與藥物？

換句話說，我們的問題是：誰來教你的孩子喝酒？高中生？大學兄弟會或姐妹會的成員？軍隊的戰友？在街頭遇到的人？或者是你？這個問題將引發另一個更深層的問題：你的孩子在什麼年齡可以合法使用精神活性物質？ 21 歲是美國法定飲酒年齡，在大麻合法化州的數量不斷增長的情況下，這個年齡也被設定為大麻合法使用年齡。但在所有西方國家中，美國的合法飲酒情況與其他國家相去甚遠。

研究結果顯示，合法飲酒年齡較低的國家，如法國、希臘、西班牙、義大利、葡萄牙、賽普勒斯、匈牙利，青少年酗酒問題較少，整體酗酒率較低。[1]同樣地，有研究發現那些酒精攝入量越高的國家，酗酒問題反而越小，無論是酒精致死率，還是因酒精導致的肝硬化或意外死亡（詳見下文「禁酒與政策」[2]）。

---

[1]這個結論引起很大的爭議，現在最主要的論調認為歐洲年輕人的酗酒問題比美國更加嚴重。這一點並不準確，因為同樣年齡的年輕人在美國往往遭受更多限制。整體來說，歐洲適度飲酒的文化也鼓勵年輕人適當飲酒。

[2]斯坦頓在職業生涯中常常關注飲酒與藥物使用的文化差異，以及這些差異對成癮或酒精依賴治療理論和實踐的影響。相關重要作品有：《供應控制模式在解釋和預防酗酒和吸毒成癮方面的局限性》（*The Limitations of Control-Of-Supply Models for Explaining and Preventing Alcoholism and Drug Addiction, Journal of studies on Alcohol*，1988 年發表，這篇論文獲得羅格斯大學馬克·凱勒獎）、《終結酗酒轟炸的西班牙》（*End Alcoholism—Bomb Spain, Psychology Today Blogs, 2008*）、《酒精如惡魔：節制與政策》（*Alcohol as Evil：Temperance and Policy, Addiction Research and Theory, 2010*）、《我單槍匹馬地保護著世界葡萄酒文化，有什麼幫助嗎？》（*I'm Single-Handedly Preserving the World's Wine Cultures—Any Help out There? Huggington Post, 2010*）、《2018 年，禁酒運動仍然影響美國》（*In 2018, the Temperance Movement still Grips America, Filter Magazine, 2018*）。

　　為什麼會有這種令人難以置信的矛盾結果？那些把酒當日常生活的一部分並隨意喝酒的國家，例如法國、西班牙、義大利和希臘，常常在有著不同年齡、性別的情境中以酒搭配食物，這不僅讓人很難表現出酗酒行為，而且讓人很難想像會有這種行為。請注意，這種飲酒的習俗與美國主流觀點完全相反，在美國，物質本身和攝入量決定了結果，包括最嚴重的成癮。

　　在一項對比義大利人和有著全世界最嚴重酗酒問題的芬蘭人飲酒行為研究中，兩國人都被詢問首次飲酒的時間。芬蘭人無一例外都可以很清楚說出第一次喝酒的時間和場所：當還是青少年（15 歲左右）時，他們和同齡人一起徹夜喝酒，喝到醉倒。

　　義大利人則無法準確回答這個問題。從很小的時候起，他們就開始把紅酒混雜著水當作飲料喝，他們一輩子都在喝酒，甚至在意識到那是酒之前就開始喝酒了。義大利人從來不把紅酒視為一種具有強大破壞性的危險物質。與此相反，他們認為酒代表快樂。和所愛之人在自然的社交場合一起喝酒，對他們來說就是一種社交方式；實際上，也是他們的生活方式。義大利人往往注重社群、家庭、食物和愉快的社交。義大利的城鎮中，教堂的對面就是酒館和餐館，周日聚集著剛參加完禮拜的家庭。想像一個剛離開教堂的美國家庭直接走進一家酒吧的情景吧！

　　關於這種模式是否適用於其他文化，或者是否適用於其他藥物和活動的爭論已經持續幾十年了。第五章開頭呈現的資料告訴我們，物質濫用是一個迫在眉睫的問題，在美國，年輕人的酒精與物質濫用障礙已經處於失控狀態了。如果我們試著在美國大學中重新採用義大利人的方法，那我們可能會為大學中所有年齡層的人建立一個提供酒精、食物的酒館，而不是讓 18 ～ 21 歲的年輕人在類似於大學兄弟會這樣的群體中偷偷喝酒。很少採用這種方法的原因有

很多，其中之一就是美國大部分大學生還沒有達到合法飲酒年齡。

然而，如何處理這個議題是父母應該思考的；這相當真實，（也許尤其）如果你自己曾有過物質使用問題。斯坦頓的一位同行就是這樣介紹他的女兒認識酒精的。

◆禁酒的父親讓女兒在14歲時喝酒

斯坦頓在一次演講時遇到一名對藥物政策感興趣的同行，這位同行因藥物使用問題被警方逮捕，並在鎮監獄中服刑了一段時間。為了在離婚訴訟中爭取女兒的撫養權等各種原因，他最終停止使用所有藥物，其中也包括酒精。

一段時間後，他帶著 14 歲的女兒移居義大利，那裡的合法飲酒年齡是 16 歲。由於世界衛生組織的壓力，義大利最近將合法飲酒年齡提高到 18 歲；諷刺的是，這一政策的制定者是有著更嚴重酗酒問題的北歐國家。

義大利文化中並不存在有關成人飲酒的風俗，雖然關於合法飲酒年齡的法律在近期已有過修訂，但服務生依然在這位同行與他女兒面前各放上了一杯酒。他退回了自己的那杯酒，但告訴女兒如果想喝就可以喝。「我覺得」他說，「戒酒是我自己的問題。」女兒小心翼翼地喝下了那杯酒。

這位同行透過允許女兒在特殊的場合喝酒，向她表達他認為女兒比年輕時的他更懂得掌握平衡。他確保女兒參與很多能讓生活充實的活動，這是他在生命後期才獲得的體驗，也是他希望她擁有的自我形象。我們將會在後文中回到教養與成癮預防這一重要主題。

▍治療藥物成癮中的危害遞減法——

　　危害遞減法認為，治療成癮不一定只能透過完全戒絕物質的使用，人們可以減少物質的使用以達到更安全的劑量，或者以更安全的方式注射藥物；主要方式之一就是分發並使用乾淨的針管以避免愛滋病感染。乾淨針管替換專案降低了歐洲和美國愛滋病患病率，只不過這一措施在美國太晚實施，這樣的抵制與拖延造成成千上萬人的死亡。

　　在某種程度上，乾淨針管替換專案接納了海洛因成癮行為，但就像我們所看到的，成癮者可以在這個項目中接觸到衛生健康工作者，或者是關心他們的志工，這對他們來說，就像是一根可能推動他們選擇停止使用藥物或海洛因的救命稻草。我們在第二章西雅圖的「酒屋」中看過這種影響，那些無家可歸的流浪漢酒鬼有了一個不會強迫他們禁酒的安全住所，讓他們的飲酒行為大量減少。儘管他們仍然會被歸類為「酒精依賴者」，但他們的身體健康和生活境遇有了顯著改善。

　　藥物成癮治療中的危害遞減理念在全球範圍內獲得了廣泛認同。即便如此，很多人依然難以理解危害遞減理念如何應用在那些有嚴重藥物成癮問題的人身上。與往常一樣，美國人依然很難接受這一概念和方法，這種難以接受——就像我們在本書中提出的質疑一樣——來源於美國節制的文化、對於禁欲的癡迷和治療物質濫用問題的 12 步驟戒癮法的三連勝。

　　美國藥物政策改革的先驅伊森·納德爾曼（Ethan Nadelmann）曾這麼說道：

　　　阻礙危害遞減法干預 HIV/AIDS 在美國傳播的罪魁禍

首就是 12 步驟戒癮法。為什麼澳大利亞、英國和荷蘭能夠阻止愛滋病的擴散，讓注射藥物者保持在 5% ～ 10% 左右，而美國卻做不到？因為在美國，禁欲被視為唯一允許的治療方法，我們不可能「縱容」一個毒蟲，讓他拿到乾淨的針管來注射藥物，正是這樣的原因才導致成千上萬人不必要的死亡。

在解決物質濫用問題上，雖然一系列大型全國性研究（例如第二章提到的 NESARC）發現，絕大多數美國人能夠擺脫酒精依賴，並且在不完全禁酒的情況下降低飲酒量（對很多年輕人來說更是如此），但是與禁欲無關的干預方法，似乎從來不在美國文化的思維模式中。

當然，根據年齡、環境、生活境遇、成癮問題的嚴重性，以及成癮物質的不同，危害遞減法可能對不同個體有著不同的影響。

但無論針對哪一種藥物或行為習慣，危害遞減法都有所助益。例如，對癮君子來說，危害遞減法可能不是一個實際的選擇，因為成癮者很難在不戒菸的情況下降低使用量。但危害遞減法實際上已經成為戒菸的主要方法，人們開始嘗試使用較不危害的尼古丁攝入方式，例如尼古丁貼或者尼古丁口香糖。

當然，即使是老菸槍也能夠大幅降低吸菸的頻率和數量──這可能會被視為不可能任務。根據蓋洛普（Gallup）調查，自 1944 年起，美國僅有 1% 的吸菸者每天吸超過一包菸，68% 的吸菸者每天吸不超過一包菸。（每天吸一包菸的吸菸者常年維持在 31% 左右。）現在，公司、家庭、餐館和酒吧等場所禁止吸菸大量限制了吸菸行為。對癮君子來說，已經沒有足夠的時間和場所讓他們可以維持既有的成癮性吸菸習慣，那些被我們稱為成癮者的吸菸者，可能也會

透過減少自身吸菸行為來適應環境。

▍戒菸的正念危害遞減法——

帕瓦爾·索莫夫（Pavel Somov）和馬拉·索莫娃（Marla Somova）為吸菸者撰寫了一本名為《戒菸，菸憩》（*Smoke-free, Smoke Break*）的正念手冊。危害遞減心理治療師安德魯·塔塔斯基（Andrew Tatarsky）在前言中如此描述此書宗旨：「本書將改變你與吸菸之間的關係，無論這意味著你將完全戒菸、減少吸菸量或者只是以更正念的方式來吸菸。」

換句話說，索莫夫和索莫娃希望人們能夠用心理控制吸菸行為，讓吸菸成為自身選擇，這樣才有可能減少此一行為或者完全戒菸。在結合正念眾多技巧中，他們讓吸菸者每日收集菸灰並用手指繪畫，拒絕在最經常抽菸的地方吸菸，換一隻手吸菸；他們讓吸菸者有機會意識到自身在成癮過程中的自我選擇並反思。

與鴉片類藥物和酒精不同，過去五十年間美國人的吸菸量與吸菸者均出現驚人的下降：從 1964 年衛生部門發布的「吸菸與健康」報告中的超過 40% 到近幾年的 14%。吸菸行為的減少絕大部分是得益於吸菸政策帶來的自然正念思維過程，這樣的政策讓人們思考他們吸菸的場所與時間。但對於大麻和海洛因，我們是否可以採取類似的方法呢？接納但不鼓勵合法使用，督促使用者以適當、健康並且自重的方式使用這些藥物。

▍鴉片類藥物的危害遞減法——

危害遞減法的另一種治療技術是迷幻劑的替代治療。那些使用

鴉片類藥物的人可以透過受監管的處方藥物，從而以更安全的方式攝入迷幻劑，如美沙酮、丁丙諾啡（buprenorphine），以及丁丙諾啡與納洛酮混合藥物（suboxone）等。已經有證據顯示，這些治療型藥物可以降低相關藥物的死亡率。然而，還是有人傾向於繼續使用海洛因。有些人會以危害生命的方式使用藥物，如和兒子都死於美沙酮濫用的時尚名人安娜・妮可・史密斯（Anna Nicole Smith），而有些人會對替代性藥物出現成癮症狀，很多人表示自身對 suboxone 的藥物成癮。

目前，納洛酮（narcan）是最便捷且能挽救生命的成癮治療藥物，它是一種迷幻阻抗劑，能夠逆轉鴉片類藥物對人體的影響，並喚醒陷入昏迷的藥物濫用者，警方、急救與醫護人員都開始廣泛配備這一藥物。（查克在與青少年工作時也會攜帶納洛酮。）

然而，就算接受這些替代性藥物或者一次性反向治療，我們還是會對某種鴉片類藥物或迷幻劑成癮，因此允許安全地攝入藥物並不能讓他們擺脫成癮。當人們進入藥物注射所（drug consumption site，簡稱 DCS，也叫作監督注射機構）時，會在無菌環境下由接受過培訓的人員為他們注射藥物。全世界約有一百所，而且大部分都位於歐洲（包括瑞士、德國、西班牙與丹麥），在藥物注射所中，從未出現任何一例死亡案例。在少數國家，鴉片類藥物的長期使用者可以獲得醫療類海洛因的供應（即海洛因協助治療，heroin-assisted treatment，簡稱 HAT），這類患者同樣從未出現過死亡案例。

加拿大在全國範圍內設立安全的藥物注射所，但美國現在仍然沒有任何一家藥物注射所。美國在與藥物致死率的戰爭中已經全面潰敗，但川普政府依然堅決反對在西雅圖、紐約、巴爾的摩、費城和舊金山等城市建立藥物注射所的計畫。

　　儘管藥物注射所等措施能夠降低藥物致死率與其他相關問題，但這些危害遞減法治療並不能真的解決成癮問題。就像電子菸、尼古丁貼和尼古丁口香糖無法解決成癮問題一樣，使用這些替代品的人可能依舊對目標藥物（尼古丁或鴉片類藥物）存在嚴重的依賴問題。然而，從另一方面來說，這些治療既能夠大量降低現有的風險，也可以引導成癮者逐漸減少或者完全停止使用藥物。

　　全美大麻合法化運動的興起，讓大眾逐漸將大麻看作一種可能幫助人們擺脫鴉片類藥物成癮的解決方法。實際上，有些州已經開設可以合法提供醫療類大麻的診所，比起其他州，這些州的鴉片類藥物致死率出現了明顯的下降；這是少數已被證實可以改善美國鴉片類藥物致死情況的有效方法之一。對有些人來說，大麻是一種有效的止痛藥，而且是可以接受的鴉片類藥物替代品，且即使對大麻成癮，也不會因此死亡。

　　然而，美國依然堅持拒絕了戒絕藥物使用之外的任何其他方法，儘管這種做法已經帶來如此多的危害。1980 年代，紐澤西州州長克利斯蒂・威特曼（Christine Whitman）不顧愛滋病委員會的建議，頑固地拒絕施行乾淨針管替換項目——委員會估計這個項目每年可以挽救約 700 個藥物使用者的生命。威特曼的反對導致這個項目晚了十年才在紐澤西州落實，而根據委員會的推測，至少有 7000 人因此失去生命。

　　威特曼對乾淨針管替換項目的抗拒並非基於實證，因為沒有任何證據表明這個項目會鼓勵人們使用藥物。實際上，紐澤西州羅伯特・伍德・詹森基金會（Robert Wood Johnson Foundation）的研究結果顯示，這個專案反而促使更多人選擇停止使用藥物。與此同時，我們不意外地看到川普政府透過助理檢察長羅德・羅森斯坦（Rod Rosenstein）表示，他將快速關閉美國所有藥物注射所，例

如藥物致死氾濫的費城街區的藥物注射所，因為他們聲稱這樣的機構會鼓勵人們使用藥物。

儘管有著如此多的證據，美國人依然固執己見，拒絕改變對藥物與成癮治療的態度。

危害遞減法實際上是發展性理論的重大突破。當我們鼓勵人們以更健康或更沒有傷害的方式使用藥物時，整體來說，人們就更傾向於停止使用藥物。透過重新掌控自身的行為，更安全地使用藥物，人們能夠增加自主性。在乾淨針管替換項目和藥物注射所項目中，藥物使用者可以獲得他人，包括那些已經成功戒癮的人的支持。這樣，他們更能自重，從而接納自己並逐漸選擇去過不使用藥物的生活，而威特曼與羅森斯坦所言與事實相差甚遠。

▎危害遞減法和兒童、青少年的毒品問題──

我們已經探討過關於青少年實施危害遞減法中兩個非常敏感的話題──其一是我們不應該禁止青少年飲酒，而應該教會他們健康地飲酒；其二是我們更應該關注青少年的整體生活方式，而非他們是否使用特定藥物。一旦想到青少年會因為使用藥物，對藥物成癮而陷入生命危險，就讓人膽戰心驚。

◆案例研究：大衛・薛夫的《美麗男孩》

大衛・薛夫（David Sheff）的《美麗男孩》(*Beautiful Boy: A Father's Journey Through His Son's Addiction*) 既是《紐約時報》暢銷書，也是一部由提摩西・夏勒梅（Timothée Chalamet）與史提夫・卡爾（Steve Carell）主

127

演的電影。薛夫在書中描繪兒子尼克年輕時的藥物成癮問題。尼克儘管吸食海洛因，但還是更偏好冰毒（meth），他在成癮康復後寫了一本暢銷書《扭轉：在冰毒中長大》（*Tweak: Growing Up On Methamphetamines*），受眾是年輕的讀者群體，而電影《美麗男孩》也從本書中取材。

薛夫在後續作品《戒癮：告別成癮並為美國悲劇畫上句號》（*Clean: Overcoming Addiction and Ending America's Greatest Tragedy*）中繼續深入探討成癮問題。尼克也就此寫了第二本書《我們都會倒下：成癮的生活》（*We All Fall Down: Living with Addiction*）。在薛夫的新書裡，他的觀點與我們持有的理念有相似之處——他沒有因為兒子被貼上腦神經疾病的標籤，也沒有因為兒子對甲基苯丙胺成癮，而選擇惡魔化藥物。（正如卡爾·哈特所指出的，冰毒的成分甲基苯丙胺實際上與聰明藥的主要成分十分相似。）

薛夫小心翼翼地在認為藥物導致成癮的病理性治療理念，與危害遞減法治療之間尋找平衡，他以一種他自己譴責的方式污名化藥物、藥物使用者與成癮，同時壓抑自己作出改變社會與家庭的動力。

在電影中，當有人告訴薛夫冰毒帶來的快感遠超古柯鹼千倍時，他表現出嗤之以鼻的態度。實際上，在 DSM-5 中，這兩種藥物都被歸類為興奮劑，但為什麼薛夫沒有對他使用的藥物成癮呢？

薛夫自己和電影並未涉及這個問題，所以沒有答案。尼克實際上出身於優渥的家庭環境，並擁有愛他的父母（雖然離異），居住在加州馬琳郡中心城區的豪華住所中，

沒有早年創傷經歷。所以尼克到底出了什麼問題？更重要的是，怎樣才能幫助他遠離成癮，重回正軌，不在治療過程中重蹈覆轍、自我責備，讓父親為之痛苦消沉？

他的父親對他的問題手足無措，對他服用的藥物產生了恐懼與抵制。（摘自《美麗男孩》）：「在尼克對藥物成癮之後……我開始驚訝於自己的合理化與接納能力，過去我根本無法想像自己可以這麼做。這樣的合理化會不斷升級……這只是大麻。他只會在週末吸大麻，至少他沒有使用危害更大的藥物。」

所以，解決方法應該是：禁止兒子使用藥物？使用的話就懲罰他？使用大麻能否和吸冰毒或海洛因相提並論？薛夫真正的期待是，看到尼克成為一個更好的人，能夠樂觀地看待未來。但這是否意味著所有人都應該拒絕所有藥物，包括他自己？

對尼克來說，他並不覺得自己對冰毒或其他藥物有成癮問題，只覺得他是透過這種行為來表達叛逆。最終，他承認自己對藥物的嚴重成癮，並需要急救治療。然而，這樣複雜的轉變並不能證明藥物與成癮的病理學理念，因為他的父親同樣嘗試了這些藥物卻並未成癮，而尼克有時候也可以控制自己的使用量。

作為父親，薛夫發現他遠沒有自己想像的那樣可以控制兒子的人生，或者可以說他根本無法控制——這是所有父母都應該學會的一點。他本可以讓這種認知幫助自己，但他反而將自己描繪成兒子疾病的受害者，尼克的藥物使用問題讓他不由自主地開始自欺欺人。

如果薛夫能夠聽從內心的養育本能，而不是糾結於兒

子的成癮行為，會有什麼不一樣的結果？青少年希望找到人生的意義、能夠與自己產生連結的社群，以及滿足自己（和父母）期待的技能。透過這一系列行為，尼克其實是在表達自己掙扎的過程。他是一個充滿困惑的青少年，極度渴望他人的引導，薛夫對藥物的恐懼和父子之間缺乏的連結，讓他忽略了內心那個正確的聲音。

當然，只有薛夫自己知道可以做些什麼。但基於危害遞減法預防和治療的基本理念，他可以將精力投入到重建家庭規則中來。這可能包括真正了解兒子的藥物使用情況，讓尼克設下清晰的界限，當尼克無法遵守時保證他的安全，並且和他保持真誠的交流。這些是薛夫直到現在才意識到的寶貴策略，出於對藥物的恐懼，他一開始選擇放棄這些策略。

薛夫是否真的希望兒子再也不喝一口酒，再也不碰大麻，再也不吃止痛藥？或者說，再也不使用興奮劑？他是否希望其他孩子以後都不要，或者說在 26 歲以前都不去碰那些東西？很顯然，這是不可能的。他能做的只有危害遞減。

同時，我們也看到電影中的尼克很幸運，有支持他的父母、有充足的經濟資源，還有足夠的學術與認知技能，這些都成為強有力的基礎，支撐著他告別冰毒，專注於自己的寫作事業。

在危害遞減的理念中，我們可以做哪些事去幫助那些有著藥物成癮問題的年輕人呢？沒錯，就算是面對孩子，危害遞減法依然比藥物濫用抵制教育（drug abuse resistance education，簡稱 DARE）

治療更有利。雖然 DARE 是標準戒癮的政策性干預，但從未有證據證明它的有效性，實際上這些干預往往引發了更多的藥物使用行為。這是因為 DARE 並沒有關注——甚至都沒有意識到——孩子有能力去拓展生命體驗，完成他們的基本職責，並且很聰明地知道他們所面臨的問題並不只在是否使用藥物。

心理學家巴瑞・萊辛（Barry Lessin）和卡羅・卡茲・拜爾（Carol Katz Beyer）共同創立非營利性組織「合理藥物使用政策家庭聯盟」（Families For Sensible Drug Policy），用危害遞減法治療青少年馬特，這讓巴瑞成為一名更好的治療師。據萊辛所述，危害遞減法帶來了一些重要啟示：（1）持久改變不需要達到最低要求；（2）人們使用藥物是有原因的；（3）從當下的狀態開始幫助他們，改變會更容易些；（4）微小的積極改變也是改變；（5）最終的改變是讓年輕人能夠投入到塑造自己更廣闊的生命藍圖中。

◆案例研究：巴瑞・萊辛與青少年的危害遞減治療

馬特再一個月就 18 歲了，升高三的暑假，他的父親因為他的大麻問題找上我。馬特的父親說，他和馬特的母親對於兒子表現出的抑鬱情緒、失眠、糟糕的學業成績和對未來職業選擇缺乏動力感到十分擔心。馬特一再因使用大麻對他們說謊，所以他們已經對他失去信心。

我在治療馬特時多聚焦於幫助他發展出健康的應對策略，與技巧性降低他的焦慮和改善情緒。在治療過程中，馬特開始探索自己未來的職業選擇，在和軍隊招募官聊天之後，他認為從軍是比較實際的選擇，這樣他既可以獲得感興趣的機械培訓，還可以擁有主動性和獨立，日後當他

決定上大學時，軍人的身分也可以幫助父母減輕大學學費的負擔。

從軍要求馬特在評估時保證停止使用所有藥物，這一點，外加他對於新目標的興趣，讓他能夠堅持停止使用大麻。對他來說，這件事並沒有那麼困難，戒癮並不是治療或者父母的要求，而是他自己希望且珍惜的目標對他的要求。當他成功從軍後，治療就結束了。

如果我繼續使用戒癮的理念來治療馬特，我甚至不會開始參與馬特和他的家庭。

危害遞減治療允許我替馬特這樣的家庭提供希望，讓我成為一個極富同理心的同伴，陪他們度過一段通常十分艱難的時光。我不需要重新塑造心理學家的身分，只要採取同情、合作、循證的治療方式，並提供多樣化的選擇，就能讓一切變得更有效率。

家長也不需要重新改造自己。危害遞減法採用恆久不變的教養理念與價值觀，加上一些常識，讓家長有足夠的希望和技巧應對孩子的風險行為。一個更有希望的家長意味著更有動力的家長，也讓家庭更有機會療癒。

馬特的問題看上去很容易解決（儘管對他的父母來說並非如此），但如果一個孩子對鴉片類藥物成癮該怎麼辦？

◆危害遞減法和自然康復 vs. 康復中心

下面是一名專業人士就自己女兒的藥物使用問題，與斯坦頓展開的討論：

　　當我和女兒貝絲討論家庭問題的時候，她的經歷提供了很多幫助。她現在差不多 20 多歲，17 歲時，她開始吸奧施康定（oxycontin），她的朋友都在吸，而她向來就天不怕地不怕。現在看來，我覺得這是她發展過程中的一部分，儘管她有很多天賦，但她很困惑，不知道未來想要從事什麼樣的職業。

　　貝絲提出想去康復中心，我們送她去了三次，沒有違背任何諮詢師的建議。在第三次去康復中心之後，我覺得他們根本沒辦法幫助她，因此我把她帶去一個重返社會訓練所（half-way house）。我不再聽諮詢師的建議，而是遵從內心理性的教養本能，告訴她，我為她支付三個月的訓練費用，接下來就得靠自己了：沒有錢、沒有車，也沒有學費——她需要去找一份工作。我很堅持但也願意支持她：我們歡迎她隨時來吃晚餐，只要她不吸毒。

　　貝絲找到一份工作和一輛破車，開始遠離鴉片類藥物，進入大學，現在正在為拿到醫療衛生行業從業證書而努力。她的成績讓她在第一個學期結束後拿到了幾個獎學金。她一開始完全接納匿名戒癮會（AA）的文化，但後來看清 AA 的本質。我們經常一起討論 AA 和相信自己擁有能夠掌控生活力量的重要性。我很驕傲她現在變得如此成熟。她仍然充滿冒險精神，但也學會讓這種力量帶她走向積極的方向。

　　讓孩子完全獨立是一種極端的策略——過去常常是與「嚴厲的愛」聯繫在一起的方式。但是，它和社群強化與家庭治療

133

（community reinforcement and family therapy，簡稱 CRAFT）的理念相似。貝絲的母親為她的家庭設立了合適的標準，並堅持所有人，包括她自己、丈夫，還有貝絲都遵守。貝絲一直都是家庭中重視的成員，只要她與家庭的標準相符，她的家庭就歡迎她回歸。更重要的是，貝絲的母親正確地判斷貝絲有能力應付她給予的挑戰，就算貝絲曾在標準的病理性治療中不斷失敗。

查克在生命歷程專案中設計了家庭 - 親子項目以解決家庭問題，其中也包括藥物問題（見附錄 C）。生命歷程專案只是一個線上專案，需要依賴個人與家庭資源去解決孩子的問題。然而，就算你去尋求一名專業人士（例如查克）的幫助，你依然需要自己思考並去面對家庭困境──這是專業人士無法代替的。就像巴瑞·萊辛所說，這意味著父母必須保持冷靜和理智，堅持內心認同的教育理念，並且必須給予年輕人需要的尊重，允許他們自己作出選擇。

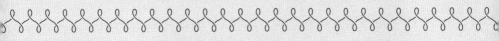

10.12 步驟療法的極限

「匿名戒癮會因其中一個理念而聲名遠播，
即它認為人們永遠處於『康復中』，他們不會完全康復。
甚至有人在停用藥物幾十年後，
依然得到他們的癮頭正在變強的訊息。」

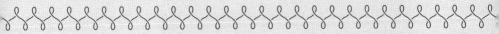

12 步驟療法的極限

匿名戒癮會和它的 12 步驟療法在美國幾乎是神聖不可侵犯的，甚至很多反對成癮病理性理論的尖銳批評者，如哈特、路易士、薩莉·薩特爾（Sally Satel）、約翰·哈利（Johann Hari）和查拉維茨都從未挑戰過匿名戒癮會，因為他們知道這樣做會讓那些能在匿名戒癮會賺到錢的人感到不快。儘管相信匿名戒癮會的整體影響可能只有反作用，但他們大多對此緘默不語。匿名戒癮會是病理性成癮理論的治療範本，因此斯坦頓的觀點在旁人看來充滿爭議，儘管一般人承認他是重要的成癮治療專家。《亞特蘭大報》曾這樣描述：

> （皮爾）始終堅持匿名戒癮會並非治療成癮的唯一方法，並且酗酒不是一種慢性的、不斷發展的疾病。他認為，大多數成癮都是個體對個人經歷的反應與文化交互作用的結果。

無論匿名戒癮會等組織怎樣申明，我們至少可以說，在美國占主導地位的 12 步驟療法與康復中心並沒有改善美國的成癮問題。也無法阻止成癮問題惡化，更從未減少成癮的出現，反而有越來越多證據顯示美國藥物濫用與成癮問題正在不斷惡化。與此同時，匿名戒癮會與病理性理論陣營卻在不斷發展壯大。我們認為，匿名戒癮會和病理性理論的失敗是必然的，因為美國當代康復運動忽視人類自然成長與發展的核心原則。

讓我們仔細研究一下。

◆匿名戒癮會和12步驟戒癮治療專案理念的強迫性

查拉維茨寫道，「酒精匿名戒癮會出現的 75 年後，該承認我們的問題了」。查拉維茨認為我們需要挑戰 12 步驟戒癮專案的權威性，因為 90% 的美國成癮治療專案採取這項治療理念。

當然，想要反對匿名戒癮會與 12 步驟療法相關團體是一件難事，因為他們是一個無所不在的志願者組織。其實，很多匿名戒癮會參與者是由法庭指派的，而這實際上違背了憲法。想像一下，不僅交通和刑法法庭會指派人們參與匿名戒癮會，還有民事法庭的轉介（例如離婚撫養權判決）、員工協助項目的轉介（例如第六章醫生所描述的項目）、醫學轉介和家庭干預轉介等等，每年都有成千上萬的人被迫參與匿名戒癮會與 12 步驟戒癮治療專案。

◆匿名戒癮會與12步驟戒癮治療項目療效低下

2015 年，在美國成癮治療諾貝爾會議中，耶魯大學急救醫學教授麥克·潘塔隆（Michael Pantalon）代表本書的核心理論動機與短期治療發言。同時指出：

> 儘管 12 步驟戒癮治療項目幫助了很多人，但它對更多人無吸引力而且沒有任何幫助。此外，如果從嚴格科研的角度來看 12 步驟戒癮專案的療效，你會發現它的成功率極低，只在 5% ～ 10% 左右。

只有 5% ～ 10% 的匿名戒癮會參與者從 12 步驟戒癮項目中獲益，表示我們忽略了本書一直強調的人類自然發展過程。正如查拉維茨所說：

大部分人都在沒有任何治療的情況下，不管是專業協助或自助，擺脫了他們的成癮，無論涉及的藥物是酒精、大麻、安非他命、海洛因，還是菸草。至今為止規模最大的調查（NESARC）發現，那些曾經符合酒精依賴診斷標準的人，在過去的一年中僅有 25% 仍然符合診斷標準。儘管有著 75% 的康復率，但僅有 25% 的人獲得了某種形式的幫助，其中也包括匿名戒癮會，剩下的人有半數選擇以低風險的方式喝酒，另一半則選擇完全戒酒。

由於總是有人能依靠自己康復，而參加無所不在的 12 步驟戒癮治療項目卻鮮有成功康復的，因此查拉維茨提出了一個極端觀點，即對大部分人來說，匿名戒癮會可能有害無益。

◆匿名戒癮會阻礙了有效治療與政策的發展

匿名戒癮會在美國占據的主導位置，使它能夠禁止其他治療酒精依賴與成癮方法，這實在是一場悲劇。

◆匿名戒癮會可能是有害的

在美國，這種負面影響不斷強化，持續有人因哄騙而參與匿名戒癮會和進入康復中心，12 步驟戒癮治療項目不斷攪動著那些脆弱的參與者，使其經歷無數次戒癮和復發的循環。其中，最典型的例子就是位於佛羅里達州的德爾雷海岸，這裡是很多成癮治療中心的避難所，很多成員即使在離開康復中心後依然選擇留在這個社區，然後一次又一次地成癮復發。在第九章，貝絲的母親向女兒強調，她有能力改變自己的生活，而匿名戒癮會灌輸的資訊是錯誤且有害

的。這些資訊在三次康復治療中從未幫助到貝絲，反而是貝絲在擺脫成癮的過程中需要克服的障礙。

<h2 style="text-align:center">◆案例研究：
「在反覆參與康復中心的治療後，我的女兒過世了」</h2>

希拉‧漢德的的女兒伊莉莎白，在反覆參與康復中心的治療後，於 30 歲生日前去世了。

「伊莉莎白當時 24 歲，在她因違反藥物管制法而在州監獄裡待了一段時間後，她開始在加雷特康復屋接受治療，這是一個全封閉式的重返社會訓練所，也是紐澤西州管教部門下屬機構。成年後，她就開始出現海洛因和其他藥物成癮問題，在此之前已經多次進出過不同的康復中心了。在結束加雷特康復治療之後，伊莉莎白生命的最後幾年依然留在佛羅里達，也就是她之前參加康復治療的地方，而當時那裡並沒有合法的乾淨針管替換項目。伊莉莎白在 2014 年去世，年僅 29 歲，死因是使用受污染的藥物注射針管，而導致心內膜炎與相關併發症。」

<h2 style="text-align:center">◆匿名戒癮會讓人們認為自己的問題是終身的</h2>

匿名戒癮會因其中一個理念而聲名遠播，即它認為人們永遠處於「康復中」，他們不會完全康復。甚至有人在停藥物幾十年後，依然得到他們的成癮正在變強的訊息（「當你參加匿名戒癮會時，你的成癮就在停車場做伏地挺身熱身」）。這意味著，成癮是一個終身疾病：你就是一個酒鬼，一個成癮者；這正是貝絲所拋棄的理念，而伊莉莎白做不到。相信自己永遠是一個成癮者的危害顯而易

見，尤其是當人們再次面對先前的成癮物件時——例如接受藥物治療，或者自願接觸這些成癮物件時。自我實現預言用在此時再合適不過。

◆案例研究：
為什麼菲力浦‧西摩‧霍夫曼會在23年後再次成癮

知名演員菲力浦‧西摩‧霍夫曼（Philip Seymour Hoffman）在 22 歲進入康復中心後，有長達 23 年的時間沒有使用過任何藥物。但當他服用了一些止痛藥之後，他的行為逐漸惡化為瘋狂濫用海洛因。在逐漸走向死亡的過程中，他重新進入康復中心並參加 12 步驟戒癮治療項目，但像是放棄自己一般地對別人說：「我是一個成癮者。」

康復的過程反而成為霍夫曼死亡的原因，有太多患者，如艾米‧懷斯（Amy Winehouse）、柯瑞‧蒙提斯（Corey Monteith）、嘉莉‧費雪（Carrie Fisher），或是從珠兒‧平斯基的（Drew Pinsky's）名人康復中心（Celebrity Rehab）離開的人，在不久後就失去了生命，這不禁讓人開始質疑康復中心的治療成效。在任何醫學治療領域，康復中心（或者匿名戒癮會）都應該為發生在那的醫療事故負責，但似乎沒有人對 12 步驟療法有過什麼要求。

▌為什麼人們拒絕或退出匿名戒酒會——

雖然匿名戒癮會和其他團體在關鍵時期可能會為人們提供一些他們所需的幫助，但這樣的幫助並不等同於 12 步驟療法和疾病。

研究發現，任何形式的戒癮支持小組都能夠提供類似幫助，但在所有形式的支持中，匿名戒癮會付出的代價最大。正如耶魯大學外科醫生潘塔隆所說：「匿名戒癮會對大部分人來說沒有什麼吸引力，甚至可能也沒有什麼幫助。」

匿名戒癮會的退出率驚人，參加 1 個月的退出率為 50%，1 年後則超過了 90%。很多人感覺匿名戒癮會傳達的資訊讓人感到不舒服並且奇怪。查克就是退出者之一，他也將分享自己的經歷。

首先，讓我們來看 12 步驟療法的前三步：

● 第一步：承認我們無力控制成癮——生活已經失控了。
● 第二步：相信有一種比我們更強大的力量，可以幫助我們重新找回理性。
● 第三步：選擇將我們的意志和生活交給上帝來照顧，因為我們理解上帝。

我們認為，這種傳達無力感和將自己交給更強大力量的療法，違反了所有現代研究，如正向心理學所提倡的：將過去留在過去，為自己賦予能力，找回自信與信念才是有效治療的關鍵。

以下是查克在匿名戒癮會的經歷。

◆案例研究：查克嘗試加入匿名戒癮會

我向團體自我介紹：「我叫查克，雖然我曾經對海洛因成癮，但現在我不再使用海洛因了。」

團體中的一些人無聲地抱怨著，甚至還翻白眼；其他

人沒有說話，看著不同地方。嚴肅的匿名戒癮會成員則宣布接受我的成癮標籤是康復過程的一部分，無論我是否這樣認為。但我不想撒謊。

也許在會議的公開分享環節舉手並不是一個明智的決定。主持人邀請我們分享自己的故事、想法、感受或，「任何你希望分享與匿名戒癮會、酒癮或其他事物有關的經歷」。

我又再次開口：「我叫查克，就像我說過的，我並不認為我有成癮或任何疾病。但我過去曾經有著嚴重問題（查克當時僅 25 歲），很高興能夠在這裡認識一些想要讓自己更健康的同伴。我很感激在這裡獲得的支持，但也有些困惑，我沒有任何信仰，也不希望說自己是無力的。我認為自己能夠為生活中發生的好事負責，就像我會為壞事負責一樣。」

「無論如何，我喜歡支持者的概念，因為至少有一個人能夠在我需要支援的時候幫助我。如果任何人願意以那樣的方式協助我，我會充滿感激。」幾秒鐘過去了——我感覺像是有幾分鐘——沒有任何人回應，也沒有任何人說話。最終，終於有個人說話了，打破了令人緊張的沉默，那時候已經是會議的尾聲了，儘管我表達了對 AA 理念的不信任與抗議，但我們依然手牽手，背誦天主經（Lord's Prayer）。

離開時，一個男人走向我：「嘿，我的名字叫保羅，我很喜歡你在團體中說的話，也很高興成為你的支持者。你要我的電話號碼嗎？」

我有點尷尬地笑了：「很高興認識你，保羅。是的，

要是有時候能跟你聊聊就太好了；你不介意我是無神論者，也不認為我自己是個成癮者，或者我很無力嗎？」

「不，當然不，開始的時候我也是這麼想的。要想理解整個過程需要時間，你會懂的。」

我沒有理解保羅的言外之意，即「你只是太天真了。你最終會信仰上帝的」。出於一些原因，可能是因為當時我很脆弱並且太渴望有任何意義上的連結，我相信他了。

一段時間後，保羅和我在一家咖啡店碰面。他手裡拿著一本書，在我旁邊坐了下來。我開玩笑道：「嗨，你想做什麼？是想雇我做守望塔成員還是想賣我聖經？」保羅笑了。

「不，不是的。但是上帝在我心中。聽著，我知道你是不可知論者，但我帶了我的大寶書（the Big Book）。」大寶書是 AA 理論文獻最核心的一本書，而他好像我第一次看到這本書一樣拿給我看，並且說：「這一章就叫作『我們不可知論者』，這就是匿名戒癮會希望告訴我們，應該接納對於信仰的不確定。」

我懷疑地笑了：「嗯，我是一個無神論者，匿名戒癮會可以治療這個？」

他翻了翻白眼：「給我一個機會好嗎，老兄！你可以學點東西，」他大聲地讀道：「當我們放下偏見，表達出願意去相信有一種力量比我們更強大，我們就會發現自己開始改變，儘管任何人都不可能去完全定義或理解這種力量，這種力量就是上帝。」

整個體驗，包括這些文字本身，保羅試圖像餵嬰兒一樣塞進我腦子裡的東西，讓我完全喪失耐心。我突然有了

一種強烈的頓悟，雖然和保羅想要的頓悟完全相反，即我意識到這個項目永遠不可能對我生效。

我的想法是：「我希望我的生命不再有成癮，我也希望成為我自己，但很明顯保羅和匿名戒癮會並不支持這一點。」儘管消極無力，但我還沒準備好就這麼抹殺自我價值。

保羅閱讀完後，我們喝完了咖啡，而這也成為我與他或者匿名戒癮會最後的接觸。從成癮的歧途路上歸途，重新找到生命的快樂；我沒有再參與任何治療專案或支持小組。我想我應該為此感謝匿名戒癮會和保羅。

查克對匿名戒癮會的感受並不算少見，因為還有很多人，包括參加生命歷程項目的人，都對匿名戒癮會心懷抵觸。

▎我們值得更好的世界——

在本書中出現的人，不論是孩子、青少年或成人，都成功地以可持續的方式克服不同類型的成癮和其他行為問題。他們發現能夠幫助他們克服問題的優勢，是因為他們對自己的能力和價值懷有信心。儘管有時候這樣的自信會受困境所動搖，但依然能讓他們實現自身價值，並在更多人的幫助下，去探索人生的選擇與機遇。

1960 年代發生的一系列社會變革至今仍然存在爭議。這些變革究竟是讓我們更加自由了，還是引導社會走向藥物成癮，並導致鴉片類藥物致死案例的氾濫？ 60 年代的變革撕開了主流社會中阻礙人們獲取多種多樣化學藥物的障礙，其中具有代表性的例子就是當今的大麻合法化運動。這種變革改變人們與藥物（如精神活性物質）

之間的關係，並且依然朝著不可知的方向前進。

現代社會，我們無法避免與藥物的接觸，孩子與各類藥物的接觸日趨幼齡化。那些使用藥物的孩子究竟如何看待這些體驗和他們自己的人生呢？

當今生活充滿諷刺的意味：我們有自由相信我們想相信的，成為我們想成為的人，甚至有自由使用各類物質，同時無窮的恐懼卻讓我們急切地想要尋覓一個安全的藏身之處，川普主義、藥物、酒精、其他任何物質或活動的成癮性使用，甚至一個成癮者的人造標籤。很多暢銷書都有製造恐懼的災難性標題，如《論西方社會的自殺和文化致死》（*Suicide of the West and Civilized to Death*）。書中闡述當今世界與人類正變得越來越物質化，比起幾百年前生存維艱的前人，現代人並沒有比較快樂，甚至相反。不斷惡化的成癮問題、抑鬱和自殺率似乎支持這一論點。這一切究竟是怎麼回事呢？

在美國，最普遍的問題是，**人們喪失了與他人、社區和周圍世界的連結，甚至失去與自己的連結，為我們和孩子貼上病人的標籤，這種標籤的核心實際上就是我們與真實自我的失聯。**

Memo

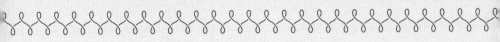

11. 在現實世界中康復

「SAMHSA 所調研的心理障礙成果與
成癮領域專家一致認同，
人們可以透過在社會與社群中有意義地生活來獲得康復，
而這也是我們所提出的觀點。」

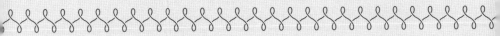

在現實世界中康復

幾乎所有人都堅定支持氣候變化背後的科學依據，因為我們認為這是擺在眼前的事實，而完全有理由恐懼那些拒絕承認現實的政治利益鬥爭帶來的可怕後果。但正是這些受過教育的美國大眾像拒絕接受氣候變化的人那樣，拒絕承認心理健康與成癮的真相。這樣做的後果極為慘重，其中之一就是自殺與藥物致死問題不斷惡化。

▋ 這本書已經講述的真相，但我們依舊忽略：自殺——

2018 年，很多名人自殺身亡，包括凱特・絲蓓（Kate Spade）和安東尼・波登。我們在第六章提到過波登的案例，採訪斯坦頓的記者告訴斯坦頓，當波登出現自殺傾向時，她會與他討論童年創傷。尋覓創傷雖然是當下最流行的抑鬱治療方法，但它並沒有療效，甚至有相反作用。當心理健康評估者一致建議人們去尋求精神科醫生的幫助時（絲蓓和波登都這麼做了），美國疾病控制中心卻發表報告：「全美自殺率正在攀升：不僅是心理健康問題」。

報告中是這樣描述這個令人擔憂的現象的：「**儘管精神疾病的診斷與治療出現了重大進展，但從 1999 年到 2016 年全美自殺率增加 25%。**」雖然專家的報告悲觀地預測抑鬱是一種醫學疾病，但是美國疾病控制中心發現：「自殺很少只由一種原因導致，實際上很多自殺者在身亡時並沒有心理與精神障礙的相關診斷。」《紐約時報》的作者班尼迪克・凱利（Benedict Carey）寫了一篇《自殺如何默默變成公共健康危機》（*How Suicide Quietly Morphed Into a Public Health Crisis*）的文章，表達自己的困惑：

自殺率的上升，與過去二十年間美國被診斷為抑鬱或焦慮，並接受藥物治療人數的極速上升，有了巧妙的重疊。

當前以開放式服藥的方式服用抗抑鬱藥物的人正處於歷史新高，服用抗抑鬱藥物長達五年以上的人數已經超過 1500 萬，這是 2000 年人數的三倍。

如果治療真的有效，為什麼精神疾病的蔓延並沒有停止，自殺率也沒有下降？

「這是一個讓我不斷掙扎的問題：我們的干預是否正在導致治病率與死亡率的不斷上升？」全美心理健康協會（National Institute of Mental Health）前主任湯瑪斯‧因澤爾（Thomas Insel）醫生質疑。他是心強健康（Mindstrong Health）的現任主席，這是一家幫助人們監督自身心理健康問題的科技公司。

「我不這麼認為，」因澤爾醫生繼續說道，「我認為當下對這類服務的需求龐大，但有限的治療資源對嚴重的社會問題來說幾乎是蚍蜉撼樹，無力回天。」

在自殺率與抑鬱診斷治療雙重劇增的背景下，2002—2015 年間領導全美心理健康協會的腦神經科學家和精神科醫生認為，這樣失敗的結果意味著美國應該投入加倍的精力來診斷與治療心理疾病。與此同時，他還發出了充滿強制意味的號召：「由於心理疾病的污名化，人們對此充滿抗拒，我們必須鼓勵或強迫他們擺脫這種抗拒，接受治療。」

回顧第六章中有關心理疾病污名化的討論，我們可以看到那些給自己貼上心理疾病標籤的年輕人更像是罹患抑鬱，並且更難感覺自己有改變的能力。當記者提出可以和波登一起探討過去的創傷

時，斯坦頓表示，根據塞利格曼和達克沃斯的正向心理學模式，還有大量研究資料顯示，對那些罹患心理疾病的人有益的，是協助他們專注尋找人生的意義、核心價值觀、人際關係和目標，並幫助他們實現更積極版本的自我和人生。

人們似乎從未質疑過病理性醫學模式，《時代》雜誌時不時就把疾病的仙丹拿來炒冷飯。當美國疾病控制中心澄清無法證實大部分自殺與心理障礙相關時，《時代》雜誌的精神科專家理查·弗里德曼（Richard Friedman）依然宣稱：「自殺是一個醫學問題，在大多數情況下都與幾種常見並可治療的心理疾病相關。」《時代》雜誌持續向大眾傳遞這樣的資訊，即美國鴉片類藥物危機的存在是由於人們服用了處方止痛藥，並因此成癮和死亡，但這樣的謠言早已被事實推翻。在過去五年中，處方止痛藥的使用已經大幅下降，但與藥物相關的死亡仍在不斷攀升。《時代》雜誌則向前追溯到了十九世紀的美國禁酒文化以闡述自己的觀點（見第二章）。

◆解開自殺謎局——斯坦頓的哥哥

美國疾病控制中心將自殺描述為複雜的人類行為，而弗里德曼和很多其他人都堅持自殺是一個可以治療的醫學問題。

斯坦頓的哥哥史蒂芬（化名）比他年長好幾歲，在59歲時選擇自殺。就像絲蓓和波登，他生活條件優渥，但內心深處隱藏著很多痛苦，只不過這些痛苦與心理障礙並無關聯。

史蒂芬是一個很沒有安全感的人，雖然他取得很多成就，但始終對自己很沒信心，他從一所名校畢業並有物理

學博士學位，但沒有進入學術圈；畢業後在不同的軟體公司工作，職業不算穩定。他結婚並有兩個孩子，雖然再婚，但有一段真切且充滿愛的親密關係。

在不到 60 歲的時候，就像波登和絲蓓一樣，儘管有著不錯的家庭生活和友誼，但他的事業沒有成就，在接受了一份試用期長達半年卻沒有得到聘用的工作後，他回到家裡的車庫開煤氣自殺。與此同時，他在房地產行業的金融投資也打了水漂。

儘管史蒂芬遇到經濟上的困難，但他並沒有真的面對「中產階級的風險」（他妻子也有工作）；他面臨的真正風險，是對自己的懷疑與自尊的喪失，這樣的經歷對史蒂芬來說太過痛苦，因此他選擇自殺。

和波登和絲蓓一樣，史蒂芬既有朋友也有家人，並且可以尋求精神科醫生與心理健康工作者的幫助。雖然他沒有被診斷為心理障礙患者，但他失去了經濟能力與生存欲望，感覺自己沒有再活下去的價值。

▌自殺問題複雜且難以解決──

美國最受尊重的衛生健康機構「疾病控制中心」的報告，提出預防自殺的詳細步驟，與治療疾病的藥物療法截然相反。

◆疾病控制中心指導方針：如何預防自殺

● 辨識與支持有自殺風險的人。

- 幫助人們掌握面對困境的應對機制與解決問題技能，這些困境可能涉及人際關係、工作、健康或其他問題。
- 提高環境的安全性與支持性，包括安全地管理藥物和槍支等，以減少自殺風險。
- 為人們提供機會形成團體，讓他們感到連結而不是孤獨。
- 讓處於自殺風險的人接受有效且多人協同工作的心理與生理健康系統支援。
- 對於那些難以獲得基本生活保障的人，提供各種形式的暫時性幫助（包括經濟援助）。

史蒂芬本可以獲得一些經濟方面的專業諮詢與支持，這樣的幫助足以提供他所需。然而，疾病控制中心提出為自殺人群提供的經濟、技能與社區解決方案，即本書核心解決方案完全被世人忽視了。似乎我們更喜歡按部就班地重複舊規，而不是真正去幫助那可能自殺的人。

▎ 這本書已經講述的真相，但我們依舊忽略：成癮——

美國人一直以來接收到的資訊，就是成癮者永遠都處在「康復中」（in recovery），幾乎所有美國人都知道這個術語是什麼意思。它表明，成癮是一種不可能完全康復且持續終身的疾病，每一天患者都必須掙扎著和這個惡魔作戰。

這種觀點完全與成癮的發展性理念背道而馳，我們在前文引用的各類研究也都證實了病理性理念的缺陷。**隨著生命的成長，人們**

會逐漸成熟並發展出更強大的自制力，更明白對他們來說重要的事物，從而遠離成癮和那些影響生活的問題。瑪格麗特、約瑟夫和奧茲在生命中後期選擇了改變，DJ、馬克和吉拉德也克服了童年面臨的挑戰，貝絲、馬特和查克在進入成年期的同時，最終也擺脫了長久且危險的藥物成癮問題。

▎關於發展心理學──

發展心理學往往被人們誤以為就是兒童心理學，但兩者並不相同。發展心理學囊括了人類完整生命中的發展、變化、成熟過程。正如斯坦頓與伊利斯・湯普遜（Ilse Thompson）在《康復！幫助你停止像成癮者一樣思考並重掌人生自主權的項目》（*Recover!: An Empowering Program to Help You Stop Thinking Like an Addict and Reclaim Your Life*）中提到的，這樣宇宙中流動的生命體也是佛教的理念。

2011 年，制定藥物與酒精治療政策的物質濫用與心理衛生服務局（Substance Abuse and Mental Health Services Administration，簡稱 SAMHSA），基於發展心理學理論重新定義成癮的康復。它首先對心理衛生領域的專家調研：

> 「經過一年的努力，SAMHSA、行為醫療保障領域的合作夥伴與其他領域專家，共同確立了成癮康復的定義，這個定義囊括心理障礙與物質濫用障礙康復者的核心與共同經歷，以及支持康復的指導原則。」

SAMHSA 希望當代主流理念的調研成果「康復定義──統一

工作定義與相關指導原則」，能夠成為支持人們康復的指引。這個
定義的基礎，就是將康復看作人類發展過程的一部分。

▋ SAMHSA對康復的重新定義——

「康復是一個改變的過程，個體在康復的過程中努力改善自身
健康狀態，在自己選擇的社群中有意義地生活，並努力實現自己全
部的潛能。」

SAMHSA 的康復原則：

● 出於個人動機。

● 存在不同方法。

● 整合式。

● 同伴的支持。

● 人際關係的支持。

● 符合文化並受到文化影響。

● 應對創傷。

● 涉及個體、家庭和社群的優勢與責任。

● 基於對個體的尊重。

● 注入希望。

SAMHSA 的康復運動指出了四個支持康復的不同領域：

● 健康：克服或管理個人疾病，以健康方式生活，注意身體和
　情緒的健康。

● 家庭：穩定與安全的處所能夠幫助人們康復。
● 目標：有意義的日常活動（例如工作、上學、當志工、照顧家庭、創作等），同時有獨立的經濟收入與資源來參與社會活動。
● 社群：擁有可以提供支持、友誼、愛和希望的人際關係與社交網路。

SAMHSA 所調研的心理障礙成果與成癮領域專家一致認同，人們可以透過在社會與社群中有意義地生活來獲得康復，而這也是我們所提出的觀點。

最後，也是最重要的一點，SAMHSA 委員會從來沒有提出過「無助」一詞，和 12 步驟療法與病理性理論的基本觀點截然相反：

康復來源於個人動機。自我意志與個人目標是康復的基礎，因為個人需要去定義人生目標，並尋找獨特的方式去達成目標。

康復建立在不同能力上，例如個體的優勢、天賦、應對能力、資源和內在價值觀等，因此康復之路怎麼走因人而異。

康復涉及個人、家庭和社區的優勢與責任：個人、家庭和社區不同的優勢和資源成為個體康復的基礎。此外，**個體應該有責任自我照顧並走上自己的康復之路**。（我們強調的）

SAMHSA 重新走上的探索康復之路,其實也是過去幾十年來研究資料引領我們走上的康復之路,有一句法國諺語用在這裡恰如其分:「萬變不離其宗」

當負責藥物濫用與心理健康問題的主管政府機關,在該領域備受尊敬的專家支持下,重新定義這一領域的基礎概念時,你可能會認為人們有所警覺並開始反思。

但實際上,美國針對成癮與心理健康的政策可以說幾乎沒有任何改變,主要原因有以下四點:

● 美國文化中對成癮與心理疾病的概念已經固定。

● 其他政府部門,如美國藥物濫用與衛生局直接否認康復是一個建立在個體與社群優勢上的自主過程(見自殺相關章節)。

● 儘管療效無用,但是這樣錯誤的概念會讓醫療行業有豐厚獲利。

● 一部分正在康復的人寧願犧牲自己,也要鼓勵與維持成癮治療的現狀,他們儘管為數不多,但吸睛。

最後一個障礙幾乎是難以逾越的。正如所有資料顯示,參與 AA 和 12 步驟戒癮治療專案後康復的人數,遠少於依靠自己擺脫成癮的人數,然而那些參與 AA 和 12 步驟戒癮治療項目後康復的人十分願意站在鎂光燈下,他們的故事是如此家喻戶曉,即使是那些病理性理論的批評者也對他們心生畏懼。同時,那些依靠自己擺脫成癮的人,不是迴避討論康復的過程(如茱兒・芭莉摩),就是從頭到尾都不願意給自己貼上成癮或酒癮的標籤,他們寧願保持沉默,因為一旦開口,就有可能被攻擊。

◆迷途知返的女孩——沒人想聽的故事

科蓮・扎爾卡斯（Koren Zailckas）於 2005 年出版的暢銷書《粉碎：宿醉女孩的故事》（*Smashed: Story of a Drunken Girlhood*）就代表了美國文化對於酗酒、成癮與康復的看法。當扎爾卡斯還是個青春期女孩時，就常常宿醉喝酒，一直持續到她的大學生涯。美國民眾最喜歡聽這樣的故事。

扎爾卡斯畢業之後遠離了酗酒，找到一份工作，開始談一段穩定的親密關係。她現在也會寫那些非酗酒者的故事。這時，她的作品卻失去了擁護者。為什麼？因為她沒有參加 AA，並且拒絕給自己貼上酒精成癮的標籤。「我不覺得這是真的。」「回答錯誤。」那些 AA 支持者就是這樣宣稱。她在亞馬遜上得到了一條評論：「她很明顯就是個酒鬼，她的行為欺騙了其他年輕的女性，讓她們相信 AA 及給自己貼上酗酒者的永久性標籤是不必要的。」

斯坦頓曾討論過美國文化中對於成癮或酗酒者身分的執著與問題，事實上我們可以看到擺脫成癮的最佳途徑是避免和遠離這樣的身分標籤。的確，AA 成為一個社群，這一點值得讚賞，但這個社群建立在一個錯誤的假設上，即認為人類的脆弱與依賴是永恆的——無論是藥物、酒精、AA 還是醫學領域。因此，美國拒絕接納一種基於價值、目標的治療方法，也無法形成一個建立在非病理性身分上的社群，而我們的社會則難以在成長和發展的過程中重回正軌。

Memo

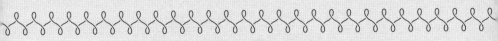

12. 培養不成癮的下一代

「當人們逐漸成熟並進入成年期的時候，
很多人都能夠自己走出成癮；
個人與家庭的成熟與責任感，
是成癮康復的最佳途徑。」

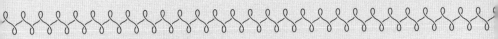

培養不成癮的下一代

　　儘管成癮的康復者並不成群出現，但我們不難發現像查克、扎爾卡斯那樣戰勝成癮的人能夠形成穩定、成熟的關係，並在成年之後告別成癮，也有像我們下文將提到的瑪格麗特或羅薩貝絲那樣在成為父母後擺脫成癮問題。資料顯示，當人們逐漸成熟並進入成年期的時候，很多人都能夠自己走出成癮，本書第五章就有詳細的闡述。目前，越來越多的美國人決定不生育或者延遲生育的年齡，這對自然康復來說是不利的，但個人與家庭的成熟與責任感，仍然是成癮康復的最佳途徑。

▍如何讓父母的成癮不影響孩子──

　　對有成癮問題的家長來說，他們需要切斷成癮的惡性循環在孩子身上的延續。所有這一切都要從父母嘗試戰勝自己的成癮開始。當然，如何照顧下一代一直是一個艱巨的任務。

◆案例研究：危害遞減與像一個母親那樣喝酒

　　羅薩貝絲有著很長的酗酒史，在她二十歲還未結婚的時候，她會連續好幾天都醉醺醺的；同時她還有抑鬱症，並時不時地服用抗抑鬱藥物，但她從未因為酒精而放棄對工作的投入與貢獻。她有一段幸福的婚姻，她的丈夫雷接納且支持著她，他意識到她在飲酒上的問題，但從未過分干涉。

　　因為對自身與原生家庭的恐懼（她的很多親戚都有心理健康與酗酒問題），所以羅薩貝斯不想要生小孩，然而

她知道雷很想要孩子。實際上，作為一個大家庭的長子，雷那些熱心的家人打從心底希望他們能有一個孩子。

羅薩貝絲懷孕之後，她開始擔心自己是否曾在受孕期間宿醉，甚至考慮過墮胎，但在發現胚胎很健康後就放棄了。然而懷孕期間，在一個值得信任的兒科醫生建議下，她偶爾會小酌一杯：「寧願偶爾喝一兩杯，也不要壓抑自己的衝動，然後在孕期喝到宿醉。」

羅薩貝絲就是這麼做的，將自己的飲酒量減少到恰當的水準，可能有人認為這樣會傷害胎兒。然而，研究結果一致發現，孕期適量或偶爾喝酒的母親，就算是在孕期頭三個月喝酒，也會生出健康的寶寶。[1]幾十年間，人們一再發現這樣的結果，就算這樣的研究結果出現在主流媒體頻道如哈佛醫學院健康部落格中，但依然被大眾忽視。

羅薩貝絲有一個活潑的兒子班傑明，她很愛他，並且有著一份壓力大但她依然熱愛的工作。雷和羅薩貝絲不想當控制狂父母，他們希望班傑明以恰當的方式，自己去探索這個世界。

班傑明似乎從來就不是個問題兒童。羅薩貝絲說她很幸運，因為她認為自己的基因裡隱藏著許多情緒與成癮問題。但實際上班傑明有一對深愛他的父母，有一個關心、照顧和鼓勵他成為一個快樂和獨立個體的大家庭。

班傑明是否會像他母親的家人一樣出現酗酒或心理問題？的確，心理疾病與成癮的家族史會讓個體更有風險出現類似的問題，但更多的情況是，父母會像羅薩貝絲一樣，

---

[1]目前適量或少量酒精對孩子影響的研究，並不足以得出這個結論。──譯者註

切斷這些問題在子女身上延續的可能性。透過改變引發問題的外在條件與處境，他們為自己與孩子改變了未來。

研究持續顯示，儘管有酒精成癮家族史的孩子更有出現類似問題的風險，但大部分酗酒家庭的孩子並沒有酗酒問題。漢堡（Harburg）及其團隊在特庫姆塞研究中心發現，比起其他女性，父親有酗酒問題的女性更不容易出現酗酒問題。很明顯，這些女性看到父親身上痛苦的教訓，她們喝得較少，並選擇了不喝酒或很少喝酒的朋友或伴侶。

◆案例研究：州議員的自白

在布萊特・卡瓦諾的美國最高法院大法官聽證會上，曾在自傳描述父親嚴重酗酒問題帶給他痛苦的明尼蘇達州議員艾米・克羅布查，問卡瓦諾是否曾喝酒喝到失去知覺？卡瓦諾反問：「你呢？」克羅布查說：「我沒有酗酒問題。如果你的父母酗酒，你就會很注意自己的飲酒行為。」

給予人們空間和支持，允許他們自然成長，這難道不是常識嗎？參加這場聽證會的人也是這麼認為的。

◆酒保的干預

有一天晚上，斯坦頓和一些同事在芝加哥一間有名的酒吧聚餐。這個酒吧的經理是一個年輕人，他告訴他們：「每當我看到有人藉酒澆愁，我就會花點時間和他們聊聊，

詢問他們的感受，對他們表示關心，然後建議他們嘗試一些積極的活動，去拜訪家人、朋友或看一場電影。」這樣的「簡單干預」，實際上就是我們在第十章中提到，耶魯大學急救醫學教授潘塔隆所提出的循證干預。

這個酒保繼續說：「我父親就是一個拋妻棄子的酒鬼。幾年後再次遇到他時，我已經沒辦法改變他的生活，但是我告訴他，我原諒他。現在我有了屬於自己的生活和孩子，我會不惜一切代價來確保自己不會變成他那樣，尤其是不會像他那樣喝酒。」

同樣地，大多數人都能夠克服過去的創傷；實際上，根據塞利格曼和蒂爾尼的研究結果，人們會從創傷中學習和成長。加博爾·馬泰（Gabor Maté）提出的關於成癮的創傷理論認為，負面童年經歷（adverse childhood events，簡稱 ACEs）是酗酒與藥物成癮的成因。文森·菲利提（Vincent Felitti）針對該理論進行研究，結果發現，在擁有超過四段負面童年經歷的人中，3.5% 的人「曾注射過藥物」，16% 的人認為「自己是酗酒者」。這兩個研究結果顯示，正如我們所討論的，成癮受到人類發展的步驟性與社會文化因素的影響。儘管 16% 這個數字讓人心痛，但這些人僅比擁有較少負面童年經歷的人高出 5 個百分比。

當然，我們並不是建議家庭和父母透過控制、忽視和虐待讓孩子成長，但是程度不一的創傷並不一定會給孩子留下持續終身的傷害。例如比爾·柯林頓（Bill Clinton）和會毆打自己與母親的酗酒繼父，巴拉克·歐巴馬（Barack Obama）和從小就離開他並因車禍早早離開人世的親生父親。就算是這兩位最激烈的反對者，也不會認為他們的孩子除了被溺愛的政二代之外，有其他形象。

同時，讓我們關注成癮父母中的少數群體，他們幾乎長期缺乏恰當的社會資源，也沒有能力撫養孩子。這些家庭的生存本能並非表現在能夠克服成癮，而是在他們掙扎著想要戰勝成癮的努力中，這樣的努力讓他們允許，或者希望親人、寄養家庭能夠撫養自己的孩子。斯坦頓就曾公開為這樣的父母辯護，這些父母會在家事法庭期間與孩子保持聯繫，有時候他們會獲得探視權並努力重新獲取孩子的監護權，但有時候他們會被切斷與孩子的所有連結。

就算原生家庭再怎麼糟糕，這都是一件不幸的事情。一個寄養家庭的父母告訴我們：

> 我收養了 17 個孩子，大部分孩子都來自這樣的家庭。有時候，家庭成員逐漸康復並可以重新照顧他們，這是最理想的狀態，但通常情況是他們會經歷很多次戒癮的失敗。暴露在父母成癮行為下的孩子，通常更傾向於遠離酒精和藥物。但就算在最艱難的案例裡，我發現讓孩子與親生父母盡可能保持連結是很重要的，就算無法重新團聚，但如果有機會，這些父母會努力嘗試協助撫養孩子。

將孩子從家庭中分離出來的做法就是危害遞減的一個典型例子，也就是在理想狀態不存在的情況下，接受當下可實現的不完美目標。

對羅薩貝絲來說，她有足夠的個人與家庭資源去克服令她困擾的過去和自己的成癮問題，成為一個合格的母親。她和溫暖的丈夫賦予了兒子一條積極的人生軌道。她的故事告訴我們，就像資料顯示的那樣，**父母的態度與選擇是對兒童成癮與整體心理健康最重要的影響因素。**

▎ 康復之境——

　　康復之境（Recovery Nation）是一個為掙扎的成癮者提供自助資源的機構，其中兩位成員在播客（podcast）上就康復之境的成立採訪斯坦頓，儘管斯坦頓並不認同為個人貼上「康復中」標籤的做法。一位成員談到如何教育孩子，因為家族史，他們出生時就被貼上成癮的標籤。雖然斯坦頓通常不會在討論成癮與心理健康問題時提及自己的家族史，但這一次他告訴採訪者：「我的妻子和我都有兄弟死於自殺，但我們從來沒有坐下來和我們的三個孩子説，我們家有自殺和抑鬱的遺傳風險，所以你們需要時時警惕自己不受自殺和抑鬱的影響。」

　　斯坦頓常常和一些有嚴重成癮歷史的人出現在公眾論壇中，當然，當這些人出現在公眾面前時，他們已經有了穩定、有成就感的生活。斯坦頓會問他們：「你的孩子是怎樣面對酒精的？」在一次討論中，黑茲爾登（Hazelden）醫院醫療部的主任回答，自己的兩個孩子對酒不是那麼在意，偶爾會喝一點，這在斯坦頓採訪的眾多成癮康復者中是十分常見的答案。

　　斯坦頓回答道：「太棒了，你切斷酗酒在家庭中的遺傳！」（這位男士的父親嚴重酗酒且會虐待妻子和孩子。）「你是怎麼做到的？」黑茲爾登醫院前任首席醫師回答：「我跟他們説，如果你們像我一樣喝酒，我就揍你們。」

　　斯坦頓沒有像很多治療師那樣對這一回答給予諷刺的回應，他説：

　　　　「首先，我認為你為孩子提供了良好的經濟資源和安全的情緒氛圍。其次，我認為你愛著並鼓勵著他們，為他

們提供所有你能提供的機會，允許他們實現自己，並且告訴他們成為任何你想成為的人。最後，儘管你讓他們意識到自己需要注意飲酒問題，但你沒有讓他們覺得自己被貼上酗酒者的標籤，並且酗酒是一種永遠隱藏在生活黑暗角落裡，需要他們掙扎逃離的風險。」

這些是教養並鼓勵孩子成為正直且努力掌握人生的重點，也是孩子不受家庭成癮史影響，遠離成癮和心理健康問題的重要基礎。所有父母，包括那些有著成癮史的個體或家庭，在撫養孩子的過程中，都面對相同的挑戰。

價值是我們工作的核心。我們相信幾乎所有人都有核心價值觀，這些價值幫助人們遠離成癮。當然，就算在最完美的家庭裡，孩子有時候也會遇到問題。此時，這些價值能夠幫助家庭應對面臨的困境，它們在孩子與家人心中（就如同大衛・薛夫與尼克・薛夫一樣），也出現在社群、學校和宗教團體中。

▌十二個預防成癮的價值觀——

以下是十二個幫助戰勝成癮的重要價值觀：

1. **目標**：這是最重要的。真正的目標不應該是解決孩子遇到的成癮或其他問題（他們必定會遇到一些問題），而是找到指引著他們向前，遠離或克服成癮的光。

2. **成就感**：重視帶給他們成就感的事物，鼓勵他們作出積極的影響。

3. 自我關照（自尊自愛）：抗拒傷害他們的東西。

4. 關照他人（同理／同情心）：成癮會傷害到成人或孩子關心的人。對所愛之人和他人的擔憂會戰勝成癮。

5. 責任心：成癮會讓人失去能力，讓他們難以承擔責任。讓孩子承擔起自己的責任，可以使他們遠離成癮。

6. 覺察／正面思考：享受思考的過程，覺察和正面思考是無覺知成癮的敵人。

7. 冒險：人們追求成癮行為是因為他們生活的可預測性，因此那些享受生活挑戰的孩子不太可能出現成癮行為。

8. 愉快與樂趣：成癮並不有趣，它們只是對抗恐懼的防禦手段，因此享受身邊的世界是成癮的對立面。

9. 對社會、政治與宗教的責任感：對這些領域的投入是成癮的敵人。奧茲對工人運動的投入幫助他戰勝長達 24 年，每天四包菸的成癮，這就是責任感發揮作用的一個例子。

10. 經濟能力：吸菸、藥物、酒精、賭博、購物等成癮行為都很燒錢。關心自身經濟能力，並且不浪費金錢與個人資源是對抗成癮的武器。

11. 效能感、才能與自主性：感覺到自己能夠影響他人和這個世界，可以讓人遠離走向成癮的無力感——這是所有成功治療的關鍵。（我們將效能感放在後面並不意味著它不重要，而是因為它建立在所有其他價值感的基礎上，然後才能讓家長和孩子掌握自己的命運。我們將在下一章進一步討論效能感。）

12. 成熟：獲得一個安全的成人身分——它能夠讓人看到自己的能力、潛力和為他人與社區貢獻力量的責任心——正是

成癮的良藥。（如約瑟夫一樣成為自己社區受尊敬的一員，如羅薩貝絲一樣成為負責任的父母。）

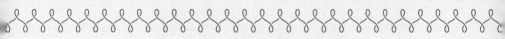

13. 發展目標、效能感和獨立性

「父母需重視目標、責任心和與他人的連結，
同時活在當下，享受當下。這也意味著，
你需要意識到孩子是一個完整、獨立的個體。」

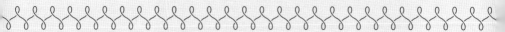

發展目標、效能感和獨立性

▌ 目標，目標，目標——

在這些價值觀中，我們首先列出的是目標和成就，當然這樣做可能會產生一些爭議，因為成就本身已經沾上了一些壞名聲。在第七章中，我們描述了加州大學洛杉磯分校入學新生的問卷調查結果，其中有一題是：「是否有一種事情要壓垮你的感覺？」1985年時，18%的人說有這種感覺，2016年提高到41%。這個結果促使《紐約時報》在2017年提出了這樣一個問題：為什麼美國青少年中患有嚴重焦慮症的人比以往多很多？

阿麗莎・卡爾特（Alissa Quart）的著作《溫室裡的孩子：成就的壓力如何威脅到孩子的童年》（*Hothouse Kids: How the Pressure to Succeed Threatens Childhood*），引起許多人的共鳴。大人對孩子提出的要求顯然超出他們的能力範圍，當他們逐漸內化這樣的要求，與個人能力之間的差異就導致了焦慮。

我們相信，分割成就感和滿足感是錯誤的，成就作為目標的一部分，是人類自我滿足的基礎。

▌ 歷時近一個世紀的特曼研究——

在很多銷售課程和產品中，你可能見過這樣的標題——「如何在漫長充實的生活中始終保持領先」。實際上，史丹佛大學的路易士・特曼（Lewis Terman）教授對這個問題進行深入的研究。是迄今為止歷時最長的一項追蹤研究。

這項研究從1921年開始，起初是為了研究天才（特曼研發最

初的智商測試），後來研究目標變成了人整個生命週期中影響成功和快樂的因素。

這項追蹤研究持續 95 年，結果是如此直接而明確，簡直令人感到驚訝：輕鬆的、無憂無慮的生活既不會讓你更快樂，也絕不會讓你活得更久。

幾十年來對大規模人群的分析，讓研究人員發現了一些短期研究自然會忽視的聯繫。例如，我在 20 多歲時所做的事情能否真的讓我在 70 多歲的時候感到快樂？如果不是生命全週期的追蹤研究，是難以發現這些聯繫的。

究竟什麼樣的人，會擁有充實的生活和較長的壽命呢？答案是，那些**積極追求自己的目標並高度投入的人**。

實際上，根據長壽研究（特曼研究的子研究之一）的結果，工作越努力的人活得越久。是否真正實現自己一生的夢想並不重要，去追求夢想才是最重要的。

> 我們還發現，實現夢想與否和個體健康不太相關。活得最久的不是那些最開心和最輕鬆的老人，而是那些全情投入追求目標的人；成功的人在所有年齡層的死亡率都較低。實際上，那些在童年沒有追求、不負責任、沒有野心且在事業上沒有進展的人，他們的死亡率都大幅提升。

當然，「成功」對不同人來說肯定有不同的意義，你也需要自己的定義，並且為了自己定義的成功而努力。悠閒、無憂無慮、沒有壓力的生活也許確實不錯，但正如研究所顯示的，快樂悠哉的生命不會茁壯成長，堅毅、勤勞誠懇的生命才會擁有無限生機。

▌協助人們找到目標——

在生命歷程專案中，人們會學習到不同技巧和態度，並運用各種信念和資源（人際或社會的）來對抗成癮。

但是，該專案的核心是讓參與者體驗到生活的意義，同時意識到成癮行為正在阻撓他們追求生活的目標和意義。這樣，參與者才有動力去擺脫成癮行為。目標就像生活的指南針，幫助人們克服各種阻礙和困難，朝他們找到的正確方向前進。當一個人明白生活的意義，他就會將此擺在首位而將成癮行為拋在腦後。

要知道，目標並不是別人給的，個體需要在他人的幫助和指導下，從個人價值觀中挖掘屬於自己的目標。

◆案例研究：如何從生命歷程專案中找尋目標

讓我們來看查克的一個案例，以下是他嘗試幫助來訪者逐漸發現生活目標的過程。為了保護來訪者的隱私，有關來訪者的個人資訊已經過處理。

起初，這位來訪者對生命歷程項目充滿懷疑，但他不知道還有什麼其他能做的事情或能去的地方。

在經過一連串訪談後，來訪者提到他想在空餘時間多做一些有意義的事情。作為指導者，查克如此回應：

你在專案開始的時候提過，你不認為應該讓別人來告訴自己該做什麼或者如何做。我很同意你的想法，至今為止你已經做了很多很有價值的反思。我很樂意分享關於你的回答的觀察回饋，也許可以幫助到你。

你覺得智力和獨立性是你的強項。雖然你並不厭惡成

為系統或標準化流水線工作中的一環，但是你也提到過，很久以來你都不喜歡別人告訴你該做什麼或者怎麼做。

你付出了巨大的努力使工作和社交生活達標，讓伴侶開心。聽起來，你努力地去滿足外界對你的期待：

● 在工作上，你想盡辦法獲得晉升；

● 在兩人關係中，你和女朋友展開有意義的深談，讓你開始反思和她的交流方式。

但我也聽到你很明確地說過，你總覺得缺少點什麼，是不是這個樣子？

你描述自己的個性和技能的時候讓我覺得成為一個創新實踐者會很對你的胃口。你有考慮過創作點什麼嗎？做點自己可以控制的事情，例如寫點東西。做一些你可以提供給人們，但又不是必須要給的東西。

你喜歡閱讀和講故事，也喜歡冒點險，因此你是不是可以開一個播客或者寫本書，或者更大膽點，嘗試脫口秀？

你也可以考慮在業餘教一些課，寫一個（或者線上）課程大綱。這方面真的有很多可能性，當然可能我剛剛說的對你都沒有吸引力，你可以想想看有沒有類似你想要實現的目標。

這樣投入或者任何選擇要做的事情，或許對你大有幫助，因為你值得去做一些：

● 能抓住你的注意力並契合你個性的事；

● 在日常工作之外可以做的事（當然，有些事情可能只是為了好玩，但也可以帶來收入）；

● 有點冒險但沒有太大壓力的事，正如你所說的，雖然冒險對你來說挺重要的，但你也希望自己能夠做一些即使隨時放棄，也不會傷害到任何人的事情。

　　如果你決定這麼去做，事實上沒有人可以限制你究竟該怎麼走，走多遠。

　　你感覺自己的個性就像個「詛咒」，在我看來你確實有著獨特的天賦，能夠從特殊的角度來看待這個世界。既然做「自己獨有的事情」能夠帶來成就感，也許你能夠在為自己創造有趣經歷的過程中有所收穫，同時穩定的日常生活會給你帶來踏實的感覺。

　　這個來訪者在評估各種可能性後選擇了寫作，並在一段時間後決定投入更多的精力。現在他正在寫自己的回憶錄，並建立專屬網路頻道來幫助那些在大學課堂外自學寫詩的學生。他參與的生命歷程專案即將進入尾聲，雖然一切不盡完美，但他正在朝目標持續不斷前進，並堅信自己可以繼續前行。

　　至於孩子，我們列出其他元素：有趣、冒險、親密關係、團體生活，也是成就人生的關鍵因素。然而，當他們在價值觀內努力追求有意義的目標與發展技能滿足條件的同時，要避免造成孩子（和成年人）的焦慮感。除此之外，沒有其他替代方案。

▎效能和自主性——

自主性（又名賦能、自我效能感）有科學基礎。動機訪談（motivational interviewing）是目前針對成癮的最佳治療方法，幾乎所有治療流派都吸納這種治療方法（除了 12 步驟療法以外）。動機訪談的創立者威廉·米勒（William Miller）和瑞德·海絲特（Reid Hester）曾經做過有關酗酒治療的系統性文獻綜述，發現結合短程干預的動機訪談治療有最好的療效，這兩項技術的結合包括以下內容：提供資訊、定期檢查、鼓勵探尋適合自己的解決方法。

在第十章中我們討論了匿名戒酒會無效的原因，及耶魯大學醫學院潘塔隆教授的研究。該研究小組發現，簡明的動機訪談是當前針對成癮最有效的干預方法。在這種方法中，會有一位康復教練，他不會僵化地執行 12 步驟療法，而是選擇指引來訪者發現自己所擁有的資源：「與其強硬地告訴一個人他必須怎麼做，**動機訪談傾向於詢問他為什麼選擇改變**。這種干預的最終結果往往出人意料。」

本書通篇其實都在闡述動機訪談這項技術，它讓人們將自身的價值觀作為改變動機的泉源，這項技術的核心在於每個人都是自身康復的主宰者。（這也是第十一章提到的 SAMHSA 對康復的重新定義。）最重要的基礎就是自我效能感，也就是說，人們會去發掘自己的渴求和生活目標，他們是自己的掌控者，而非被操縱的人偶。

在上面提到的個案中，查克就應用了這項技術，他仔細傾聽來訪者的話語，重新組織來訪者的自我描述和生活內容，再給予回饋，幫助他找到自己的職業目標。

▋做鼓勵自主、獨立的父母——

身為父母，認識到個人價值以及理解動機訪談意味著你需要提升效能感，並意識到你能影響孩子的成癮行為。父母需重視目標、責任心和與他人的連結，同時活在當下，享受當下。這也意味著，你需要意識到孩子是一個完整、獨立的個體。

阻礙我們成為好父母的障礙之一就是恐懼。正如我們在第九章中討論的案例，薛夫發現自己作為父母的無力感，這種無力感催生了恐懼，並成為兒子尼克自毀性藥物成癮行為的潛在原因之一。但我們該怎麼解讀這種恐懼呢？和所有父母一樣，薛夫也希望自己的孩子遠離冰毒，包括聰明藥。此外，尼克還有酗酒的毛病，因此薛夫不讓他喝酒。同時，薛夫似乎還希望讓尼克遠離大麻。這聽起來就像所有父母的願望一樣，但要做到這些不太可能。

如今，需要讓年輕人遠離的東西似乎無窮無盡。

▋販賣創傷——充滿恐懼的社會——

如今的父母經常被恐懼操控著，他們害怕外面世界對孩子的傷害，也害怕街頭不良的影響，更害怕酒精和毒品的危害。他們擔心孩子會因為情緒問題和成癮問題而傷害自己，這些擔心我們都可以理解。

◆案例研究①：過度保護孩子

尤金和黛博拉是兩位曾經歷並克服創傷的人。黛博拉的母親在她只有 5 歲的時候就去世了，而她的父親則是一個不可靠的酗酒者。從中西部的一所高中畢業後，黛博拉

就投靠紐約的親戚，和朋友合租房子，找了份工作，在夜大念書。畢業之後，她獲得傳播學的學位，在一家公司成為公共關係部門的主管。

她在組織一次健康促進活動時遇到尤金。尤金開發一個幫助人們記錄健康行為的軟體，當使用者遇到醫學問題後，軟體可以幫助他們找到專業醫療人員。這個產品成功結合新科技和生活智慧，而這些生活智慧是尤金在個人成長過程中被迫習得的，父母離婚之後，他和父親以及繼母生活在一起。但繼母一直虐待他，將他和繼母的兩個孩子隔離，不給他食物，不讓他參加課餘活動；那時，他才13歲。

母親馬上想方設法讓他回到自己身邊。當然，此後他們的生活需要更加節省一點；但是，尤金的生活待遇和他的親生姐妹一樣了，他感到滿足而且開始茁壯成長，成了一個偶爾有一點書呆子氣，但是成績好同時也很受人歡迎的孩子。當黛博拉遇見尤金後，她立刻告訴閨密，她想要嫁給他。黛博拉很了解男人可靠的重要性，因為在她的成長經歷中缺少這樣的男人。

婚後，黛博拉和尤金有了一個女兒維若妮卡，她是一個極為幸運的孩子。她的父母為她創造了很好的生活條件，並且在她身上投入他們小時候缺乏的所有東西。有時候，他們的朋友發現黛博拉和尤金似乎不想讓孩子體驗到任何一點點的不舒服，他們想給孩子提供一個完美、沒有創傷、沒有挑戰的生活環境，他們總是抱著小維若妮卡，似乎不想讓她的腳落地！

這樣就激增了孩子和父母在適應上的困難。雖然黛博

拉和尤金善良且大方，但他們似乎選擇無視維若妮卡對待他人的方式。例如說，每當黛博拉和尤金需要出去的時候，他們會雇一個保姆照料維若妮卡。這個時候，維若妮卡會變得非常暴躁，對保姆大發雷霆。有一天晚上，他們回家發現保姆因為這個 7 歲孩子的怒吼和辱罵在哭泣。

他們向保姆道歉並且支付了額外的酬金。黛博拉和尤金證明了一件事，他們沒有讓維若尼卡擁有為自己糟糕行為負責的能力。正因如此，維若妮卡在學校幾乎沒有朋友，而且會在父母的公司對所有靠近他們的人尖叫。她的父母時刻在她身邊，甚至在青少年時期，她依然帶父母參加朋友的晚餐。黛博拉和尤金的朋友都在懷疑，維若尼卡怎麼能獨立去上大學？

我們永遠沒辦法忽視類似這樣的問題，維若妮卡青少年時，她的父母安排她念一所以紀律為導向的私立學校。但是，就像查克的個案所展示的，除非潛在的家庭環境發生改變，否則學校的紀律約束只能是權宜之計，對個人改變成效甚微。黛博拉和尤金依舊會捲入維若妮卡生活中的每一個衝突和挑戰，停不下來。

對父母而言，在所有的挑戰中，最大的挑戰可能就是允許孩子獨立地面對問題，成為一個獨立的個體。我們已經討論過恐懼是成癮的潛在推動者，它會讓人們在覺得挑戰太難的時候尋找庇護。對付這種自我懷疑和困惑的最好辦法就是放手，讓孩子體驗完全真實的世界，直接面對問題，解決問題，承擔後果。

最終，在了解何謂責任、連結和獨立之後，孩子就會變得成熟。成熟就是成癮的對立面。在人的發展過程中，大多數人會很自然逐漸成熟起來。但如今，允許孩子獨立、成熟，通常是許多父母最大的挑戰。

◆案例研究②：瓊安和她的女兒，親密與疏遠

　　每一對父母都面臨這樣的難題，即如何在創造親密、有愛的親子關係的同時，也讓孩子學會獨立。父母都知道，與孩子的親密狀態不可能持續一輩子，適當的時候應該讓孩子離開自己，這樣他們才能變得更加獨立。

　　瓊安就是一個非常渴望做到這一點的母親。瓊安成長在單親家庭中，她和母親拮据地生活在富裕社區中，讓她一直感覺自己像是個窮親戚，她經常為了勝過那些顯然比她好的人而格外努力，例如說，為了讓自己看起來很瘦，她得了厭食症。

　　瓊安的學業成績很好，並在週末和暑假兼職。她必須邊工作邊讀書來完成大學學業。在這樣的背景下，瓊安把大學教育當成社會階層上升的梯子，爬了上去，嫁給了一位充滿雄心且外貌英俊的男性，在金融領域工作，給家人提供不錯的生活條件。

　　然而，這樣的結果並沒有解決瓊安的問題。她和丈夫的價值觀有著天壤之別，這樣的差距在他們生了拉娜之後變得越發難以調和。瓊安也和那些富有的鄰居處不來，他們很難理解且無法欣賞她對於那些助人工作的興趣。在拉娜 5 歲的時候，他們離婚了。

　　對瓊安來說，離婚的打擊很大，她的丈夫在離婚過程中錙銖必較。雖然瓊安是一個有能力的獨立女性，但她依然擔心自己能否給拉娜提供夠好的生活。同時，她利用自己為數不多的贍養費，參加了治療師培訓項目。

瓊安和女兒非常親近，但她一直有一個根深蒂固的想法：「對孩子來說，親近和獨立是不矛盾的。當孩子感受到更多的愛與安全感時，她就更容易獨立。」雖然她經常陪伴拉娜，但是拉娜也可以隨時離開母親，和其他孩子玩耍或是去見她的父親（身為女兒應盡的責任）、去學校、到朋友家過夜，還有參加夏令營。拉娜也知道怎樣自己打包行李。

而後，瓊安開始擔心拉娜上大學的事，因為這意味著母女關係不得不進入長久的分離狀態，而且她還要擔心怎樣才能負擔拉娜的學費，最終瓊安決定船到橋頭自然直，拉娜也開始打工，和母親一起承擔自己的大學開支。

瓊安有個閨密對自己的女兒非常保護，這個女兒和拉娜一樣大。當閨密的女兒準備去上大學的時候，作母親的不讓女兒去很遠的地方，理由是：「外面各種風險和誘惑太多了，例如毒品和性。」事實上，瓊安已經知道拉娜喝過酒也接觸過毒品。但是，她和女兒討論過關於毒品的問題，一直以來拉娜在學業和社交中都表現出理智的態度，因此瓊安有信心毒品不會控制拉娜的生活。

瓊安閨密的女兒最終選擇在家附近上大學，她和高中時期的男朋友結了婚，並且從大學退學了。此後，她生了一個孩子但與丈夫分居，這個年輕女孩的生活陷入了困局。諷刺的是，她的母親試圖保護她遠離毒品和性，最終她卻深陷於毒品的深淵。

瓊安對閨密的遭遇深表同情，也做了一切能夠幫助到她的事情。但是，她們大相逕庭的經歷讓她不由得反思：

「我選擇不讓恐懼影響我。當然，我依然擔心壞事會

發生在拉娜身上，特別是那些超出我控制範圍的事情，例
如她和誰約會，選了哪些課，選擇了哪個職業，有沒有生
病等等。即便如此，我也一直認為她需要成長並獨立，我
作出的所有決定都基於這個目標。」

　　在孩子成長的過程中，不確定性始終存在，這也是為什麼許多
父母往往選擇讓恐懼主導他們的行為。如果將瓊安閨密女兒的吸毒
歸咎於沒有去其他地方上大學，那就把事情看得過於簡單了，還有
太多同時發生的事情，也對她決定吸毒產生了影響

　　有時，做父母的必須承認，不確定性是為人父母的一部分，父
母沒辦法控制孩子的人生，能做的就是盡量提供孩子最好的、健全
的生活基礎。父母要認識到，孩子的生活最終還是他們自己的，並
且要盡可能努力地培養孩子的獨立能力。

▋ 培養目標、自主性和快樂──

　　如果父母放手讓孩子自由，孩子就可以遵循自己的想法去探索
與成長。拉娜正是如此，她像瓊安一樣有動力幫助別人，最後她也
選擇了助人的職業。她承擔了屬於自己的責任，並和母親瓊安一起
經歷相對困難的時期（當然一定有人比她更艱難）。但是，太多年
輕人感到無力滿足自己所面對的要求，更不用說去尋找內心的快
樂，當他們沒有自己的目標時，他們就更容易向外尋求動機，並努
力取悅他人。

　　鼓勵孩子獨立以及尋找目標正是史丹佛大學心理學家卡羅・德
韋克（Carol Dweck）的研究領域。在《終身成長》（*Mindset*）中，
德韋克指引孩子找到勇氣（堅毅）、滿足和成功的方法。書中，德

韋克在自己研究結果的基礎上討論孩子如何審視自己的個性、技能，從而探索人生的不同選項。德韋克做過一系列實驗，證明對孩子的智力表達讚許會讓孩子失去動力，這種動力來源於他們因自己努力而獲得成果的喜悅和控制感。

你可能會問，為什麼讚許會有害？孩子喜歡得到稱讚，尤其喜歡聽到他人讚許自己的智力和天賦。然而，就像我們討論過所有會帶來自我挫敗的動機與滿足一樣，讚許會給孩子帶來刺激，但這種刺激瞬間即逝。當孩子遭遇打擊時，沒有習慣性的讚許，就會失去信心和動力。這些都會逐漸轉化為孩子的內在邏輯：「如果成功意味著我聰明，失敗就意味著我很笨。」

德韋克的研究向我們展示了一種幫助孩子全面發展的方法，那就是不要去稱讚孩子的智力或者天賦，而是去鼓勵和支持孩子的努力。德韋克認為，這兩種不一樣的方法會給孩子帶來不同的思維模式：固著型思維模式和成長型思維模式。擁有固著型思維模式的人渴望得到讚許，對他們而言，失敗就是對自尊的打擊。他們會拒絕挑戰、繞過阻礙、逃離困難、避免批評，這樣就可以保證正面的自我形象，這對他們來說就是讚賞。

那些沒有因成功得到獎勵，而是透過努力得到認可、獎勵的孩子，會發展出成長型思維模式。他們是終身學習的踐行者，相信自己的能力和天賦會不斷成長，樂於迎接挑戰，失敗對他們來說，就是得到回饋和進步的機會。擁有成長型思維模式的孩子對未來充滿期待，因為他們更樂觀、積極地相信自己能夠成長，相信未來能夠獲得更大的滿足。因此，就像史丹佛大學的特曼研究一樣，他們更有可能在生命的旅途中體驗到滿足和享受。

德韋克強調，不是說父母自己告訴孩子要有成長型思維就行了，是要父母陪伴孩子一起成長——就像瓊安和拉娜一樣。思維模

式並不是非黑即白如此絕對的，它更像是一個連續的光譜。我們都可以變得擁有更多心理彈性、成長和快樂。我們可以看到，這些動力和成癮行為息息相關，因為它可以永久地提供一種滿足感，使人們不需要忍受恐懼，勇於挑戰不確定性以及挫敗感。

……

在此，我們複習了遠離成癮行為的心理學理論。塞利格曼告訴我們，不要把問題歸咎於過往經歷或者基因，而要努力追求未來的幸福。達克沃斯告訴我們，有「毅力」（gritty）的人相信自己能夠掌控未來，所以他們會為自己所關心的事情而努力。德韋克則為我們提供了一個思維框架，讓我們能透過接納不確定性來培養毅力。綜上所述，這些心理學理論告訴我們，沒有外力會導致我們成癮，外部獎勵也不能一直永久地提供滿足。人生只有把握此時此刻才能過得充實。

在附錄 B「父母成癮與發展手冊」中，我們將提供關於孩子發展獨立性以及個人目標更詳細的內容。

Memo

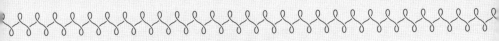

14. 克服毒癮

「快樂是我們對抗成癮的基礎價值與工具，
就像透過達成目標來迴避和克服成癮一樣，
人們需要在生活中尋找到自己的意義。」

克服毒癮

　　儘管本書並不是一本治療手冊，但我們在整本書中闡述了一系列自然康復和兒童發展過程的原則，從而使人們找到打擊成癮的明確道路，其中包括透過自身成長達到長期康復，以及透過當下努力作出短期改變：無論是自身的努力，還是透過團體形式或專業治療者的幫助。

　　克服成癮和擁抱生活的 10 大要素

● 認識到成癮並不是一個終身疾病。

● 培養所需的技能以幫助自己獲得成就感。

● 解決情緒問題，減少焦慮、壓抑與恐懼。

● 不要忽視你已經擁有的長處，而是應當好好發揮。

● 發展更多的技能和人生財富，如家庭、工作、地位、安全感等你不想失去的東西。

● 投身於不同的人際關係與社群中。

● 尋找人生中的積極選擇——包括樂趣、冒險和意義。

● 變得成熟，不再只關注自己的需求。

● 獲得並意識到自己對生活的掌控權——即個人動因（personal agency）——據此你感覺到自己能夠得到這個世界上你想要的東西。

● 重申人生目標和使你遠離成癮的價值觀，銘記在心。

　　在生命歷程項目的成癮輔導中，我們強調雖然人們可能會遭遇岔路和坎坷，但大多數人都能夠克服它們並實現自己的人生目標。

這些令人生不完美的岔路和坎坷，雖然從一定程度上來說讓人遺憾，但我們完全不需要對此心生抗拒，也不應該把它當作自己身上令人厭惡的一部分。相反的，我們應當在避免重蹈覆轍的同時，接受它們是自己完整且複雜存在的一部分。

LPP 最為關注的是人們對自己的看法和生命中的可能性，這也與查克多年來從事有關兒童的工作理念相吻合。這兩類群體有相同的改變過程：他們學會以更重要的目標為生命的重心；將自己視為一個值得擁有目標的人，並相信自己能夠為達成目標創造出積極的結果。

創傷和劣勢不會結束這種可能性。當斯坦頓對那些身處困境的人們演講時，他說：「你是否曾經覺得自己是一個幸運的人？你可以珍惜充實的生活帶來的價值和快樂，並體會不被自我挫敗的想法和問題打敗的人生。你有能力去同理那些遇到困境的人，而這種同理是很多人害怕體會的。也許，他們就是害怕意識到生命這一面的存在，儘管這一面如此真實。所以，你們的經歷讓你們比別人擁有更重要的優勢。」

▋ 復發和無目標感——

生命歷程專案有一部分內容是成癮復發預防工作，其中最重要的理念在於否定 12 步驟療法的基本信條。匿名戒癮會和病理性理論教育新成員：「喝一口酒或嗑一粒藥你嫌多，千杯酒和萬顆藥卻都還不夠。」與之對立的成癮復發預防理念則是，如果有一次、一晚，或者一週你破戒了，這都不必然導致成癮的復發，你不一定會回到成癮時的糟糕狀況。因為在這樣的低谷後，你依然保持著相同的動機、技能和決心，以另一種方式生活。

斯坦頓曾聽 12 步驟療法推廣者萊恩‧利夫（Ryan Leaf）的演講，他是一名退出職業橄欖球的失意明星，曾有一段很長時間的止痛藥成癮經歷，在被捕入獄後接受了康復中心的治療，並由此逐漸康復。他現在就這個主題四處演講，而在演講中，他描述了一個正處於戒酒康復期的同事喝了一杯酒，並在此之後很快就去世了。「你是有選擇的——你可以選擇是否要喝那第一口酒。」他這一表述暗含的意思是：「一旦你喝了第一口酒，你就喪失了選擇的能力。」在匿名戒癮會裡，不要說喝一晚酒，只要你抿了一口酒或喝了一杯酒，就意味著你失去了過去戒癮的所有成果，即使上一次你喝酒已經是 50 年之前的事情了。

這種危險、自我挫敗的哲學多麼可怕！即使是認知僅限於流行心理學雜誌和網站的讀者，也知道自我實現預言的力量——如果你說服自己某件事是不可避免的，你就會這樣去做。因此，遵循 12 步驟療法理念的人就會認為：「喝一口酒，做一輩子酒鬼。」並將之內化於心：「一失足，即成千古恨。」；如果你喝了酒或磕了藥，那不如索性完全放棄掙扎算了。生命歷程專案和其他負責任的治療方式則指導人們，他們任何時候都有能力將自己從混亂中抽離出來，回到之前的節制、自控和康復的狀態，投入充實的生活中——無論他們是如何看待自己生活的變化。

我們已經在本書中強調了自然康復的重要性。如果你覺得自己需要更多的幫助，你可以按自己的意願加入生命歷程小組，或其他支持性團體（推薦 SMART 康復項目），或任何你接受的治療團體。自然康復來源於人類的正常發展和個體心智的成熟過程，正如我們所強調的，很多人會像約瑟夫一樣，在告別海洛因成癮後拒絕處方止痛藥帶來的成癮誘惑；或者像奧茲一樣，將重新吸菸看作天方夜譚，這些人從來沒有花費很多精力預防復發，他們的生活就是最好的復發預防干預。

◆案例學習：甜心的無目標與成癮復發

斯坦頓接到一位有一陣子沒聯繫的女士深夜打來的電話。甜心一直以來都過得很艱難（她出生優渥但受到虐待），並且有 20 年的酒精依賴史，從青少年時期開始一直持續到三十多歲。

後來，她停止酗酒和濫用各類處方藥，自創了一套認知行為療法來幫助自己康復。儘管甜心的酗酒讓她無法正常完成學業，但她天生擁有的美貌和一系列令人炫目的才能，讓她成為一名模特兒，同時也掌握了音樂、寫作等方面的技能。

但是，她不是一個能夠自我激勵人。她意識到：「即使是在跟一群朋友跳舞、滑冰，或者去看一場演出，我也總想著要出去喝杯酒，這樣才能讓夜晚變得完整。」

在打給斯坦頓的電話中，甜心講述自己戒掉物質成癮後十年來的經歷。「我從沒有找到可以投入並獲得成功的事情。而且，說實話，沒有一件事讓我真正感興趣。我又和我丈夫複合了（她戒癮後就離開了他）。他給我提供經濟來源，但我們相處得一點兒也不好。事實上，我又開始喝酒了，也和一些舊情人約會，我和我丈夫完全疏遠了，即使我們現在還住在一塊兒。」

斯坦頓問：「妳能找到一群人，和他們一塊兒玩音樂、畫畫，或者做其他事情來消磨時光嗎？妳是否在這些關係中尋找什麼意義？」

「你說的意義是什麼意思？我和這些人見面是因為他們挺有趣的，他們可以讓我不去想生活和家庭帶給我的痛

苦。」

就如同目標對成癮來說可以算是終身有效的良藥，缺乏目標帶來的生命空虛感，會讓人們淪陷在一個又一個的成癮之中。

▌ 成年的意義、目的和快樂──

儘管成熟一般自然地伴隨年齡增長而發生，但成熟不只意味著年齡的增長。成熟的人心懷正直。不論男女都會承擔責任。不僅如此，成熟的人並非只遵循經濟或社會利益來行動，他們會堅守自己內心的價值。

這些聽起來可能太過嚴肅，但實際上成熟與目標並非充滿意義的生活的蕭穆伴奏！它們其實是快樂的夥伴，正如斯坦頓和布羅德斯基在《愛與成癮》中所描述的：

> 成癮的良方是快樂和成就感。快樂是從人群、活動和我們所接觸的事物中獲取樂趣的能力；成就感是我們掌握身邊的環境、相信我們的行為能夠為自己和他人帶來改變的能力。

塞利格曼的正向心理學同樣超越了對病理性症狀和痛苦的治療，更關注如何理解並建立性格優勢，以及幸福地生活。塞利格曼在他的著作《活出最樂觀的自己：徹底改變悲觀人生的幸福經典》（*Learned Optimism: How to Change Your Mind and Your Life*）中，提出了精神疾病和精神健康兩者最重要的區別：

治癒消極的過程並不會產生積極。奇怪的是，一個人可以同時處於快樂和悲傷之中……我們發現讓自己快樂的技巧與讓自己不難過、不焦慮或不生氣的技巧完全不同……當你晚上躺在床上思考你與所愛的人的人生時，你通常考慮的是怎麼讓一切變得更好，而不是從非常不幸變得稍微沒那麼不幸就好。

我們在一定程度上並不完全同意塞利格曼的觀點，因為我們發現，對許多生命歷程項目的參與者而言，設法解決情緒問題是必須——至少能有所幫助——的嘗試。當然，要想克服成癮並獲得幸福，需要我們將注意力轉移到變得更好和更快樂上，而非只關注遇到的難題。

透過正向心理學的角度，心理學家已經開始重新思考幸福的生活的定義，這種重新審視也相對改變我們看待成癮的方式。心理學與精神病理學將成癮塞進了一個僵化的機械模式中，把人們看作受抽象大腦機制控制且毫無自主性可言的機器。

美國藥物濫用研究所所長諾拉・沃爾克（Nora Volkow）就是這種理念的推崇者。在一篇名為《成癮是自由意志的疾病》（*Addiction is a Disease of Free Will*）的文章中，沃爾克主張：「成癮不僅是一種『大腦的疾病』，而且它讓人類行使自由意志的腦神經回路不再運作。藥物破壞了這些神經回路。成癮者並不是自己選擇了成癮，而是他們早已失去了選擇是否使用藥物的能力。」，他同時也在《赫芬頓郵報》（*The Huffington Post*）以及其他場合多次如此表示。《紐約時報》曾多次刊登關於成癮的特別報導，並最終用這種「被綁架的大腦」模式來理解藥物使用行為與成癮問題。（「你心裡覺得自己沒問題，但往往一失足成千古恨。」）

這種關於成癮的看法正確嗎？我們是否要將治療和人生建立在沃爾克和《紐約時報》對人類的看法上？沃爾克及其同事表現得好像人類可以掌控的只有最基礎的感受——尋找快樂或迴避痛苦。但是，就如塞利格曼及其同事所強調的，生命可不只這些。想一想你人生中最快樂的事吧！它們僅僅是生理上的快樂或對痛苦的迴避嗎？還是存在著讓人更深刻的滿足，例如達成一個有價值的目標、建立一段深厚的關係、幫助別人、在一項有挑戰的活動中掌握技能而獲得的快樂？而且，這些快樂來得容易嗎？或者說，這些快樂是否需要我們付出努力甚至付出犧牲？

快樂是我們對抗成癮的基礎價值與工具，就像透過達成目標來迴避和克服成癮一樣，人們需要在生活中尋找到自己的意義。目標和意義是達克沃斯提出毅力理念的基礎，也是特曼研究結果中發現讓人長壽與生命滿意度的泉源。我們會一次又一次在自己和那些成功者的生命中，甚至那些虛構人物的身上發現這些不變的真理。

◆布魯克林有棵樹

在第三章我們提到了一部經典美國小說《布魯克林有棵樹》，第一次世界大戰剛剛爆發時，主人公弗朗茜出生於布魯克林的一個窮困家庭，家裡有三個孩子。她的父親因酗酒在 35 歲時就去世了，儘管如此，父親給予他們很多關愛，而她也非常敬愛他，她的母親是一名努力的清潔工，工作就是打掃他們住的經濟公寓，再加上她的阿姨和所有的孩子就組成了一個親密不可分割的大家庭。

弗朗茜 7 歲時，她和弟弟得獨自去接種天花疫苗，由

於對打針感到害怕，因此弗朗茜和弟弟在公寓旁的泥塘裡玩了一會兒，才去接種疫苗。注射疫苗時，醫生跟護士說弗朗茜身上很髒，因為她很窮，就好像弗朗茜不在他們面前似的。

弗朗茜向醫生和護士說：「我弟弟就在旁邊，他的手臂和我的一樣髒，所以你不用因此而驚訝，這話已經對我說過了，不用把同樣的話再跟他說一遍。」醫護人員很驚訝弗朗茜居然在聽他們的對話，還知道如何為自己辯護，一個 7 歲的孩子就已經知道她值得更好的待遇。弗朗茜的家庭一直努力確保她的自尊和自主性不受到貧困和他人輕視所影響。

弗朗茜的老師同樣看不起她，更喜歡家庭條件比較好的孩子。弗朗茜在 14 歲時為了減輕家裡的負擔而離開學校，隱瞞自己的真實年齡並找到一些工作，其中包括處理資訊——小時候母親每晚給她和弟弟讀莎士比亞和聖經，她自己也經常到圖書館閱讀，這些都為她的工作打下基礎。她參加夏季大學的課程，在那裡一位前輩給了她很多幫助（畢竟她從來沒有念過高中）。

弗朗茜在 16 歲進入密西根大學，就像現實生活中本書的作者貝蒂‧史密斯（Betty Smith）那樣。在完成回憶錄式的小說幾十年後，史密斯為了書的發行坐巴士到紐約。她一早就自己出去買報紙，這樣就不用給門僮小費了，當她回來時，前臺接待員告訴她：「有好多人在找你——是為了一本書的事。」

在第三章中，弗朗茜發誓要認真地度過她的人生，就算是那些沉悶和痛苦的時光，她也希望自己能夠去享受。

史密斯得到了快樂和成就感，她的堅強，讓她和弗朗茜一樣，戰勝了生活給她的挑戰，同時也讓她和弟弟不會像父親那樣酗酒。

◆玻璃城堡

還有一位女性也從艱難貧困的家庭中獲得了支持與溫暖，她就是珍妮特·沃爾斯（Jeannette Walls），暢銷書《玻璃城堡》（*The Glass Castle*）的作者。因為酗酒，她的父親沒辦法長久地待在一個地方穩定地從事工程師的工作，所以沃爾斯一家在美國西南部過著顛沛流離的生活，但她的父親很有才華，尤其是在文學領域。每天晚上，父親會和珍妮特討論字典上字詞的含義，然後寫信給字典出版社就他們列出的定義提出意見（出版社往往會送免費的書籍作為回應）。

孩子們經常餓著肚子上床睡覺，第二天再去學校的垃圾桶裡找三明治吃。然而，在父親的指導與母親的藝術才能薰陶下，只要他們在一所學校待的時間長到可以拿到成績單，他們就能在班級中脫穎而出。當他們的母親獲得了一份無法勝任的教師工作時，孩子們還會幫母親批改試卷以維持這份工作。高中畢業後，儘管父親偷偷花光了家裡僅存的一點積蓄，珍妮特和姐姐還是搬到了紐約。在那裡姐姐成了一名商業藝術家，後來她們的弟弟也搬到了紐約，成了一名員警。

珍妮特得到了一份為當地布魯克林新聞報紙寫文章的工作，她感覺這就是紐約市最好的工作！當報社編輯向她

吐露紐約市還有更好的寫作工作，珍妮特說這些工作都需要大學文憑而她沒有錢讀大學時，編輯告訴她可以申請獎學金，珍妮特於是申請獎學金，進入巴納德學院並以全優成績畢業，最終成為《紐約》雜誌的時事專欄作者。

珍妮特、她的姐姐和弟弟，沒有一個人變成酗酒者。

許多人都超越原生家庭貧苦和糟糕的的限制，另一個例子是小說家克莉絲蒂娜・貝克・克蘭（Christine Baker Kline），她的作品包括暢銷小說《孤兒列車》（*Orphan Train*），書中描述了她的父親是如何引領她和姐姐去面對生活的。

◆父親的傳奇（節選）——克莉絲蒂娜・貝克・克蘭

我的父親有著一個愛冒險的靈魂，他會和那些看上去拒絕與人接觸的人交朋友，擅自闖入私人領域，為了冒險去試探一切事物的邊界。他的人生哲學是，你不需要錢或計畫，只要你願意活在當下，讓靈感帶你到你想去的地方。

父親出生喬治亞州農村赤貧家庭，他的母親是一名磨坊工人，而他的父親下班後寧願去酒吧也不回家。他很早就明白，要提升社會階層，最快的方法就是靠自己的魅力和聰明。他努力進入大學，而且是家裡第一個上大學的人，還拿到了足球獎學金，然後以神學院作為跳板獲得了外國的一個博士學位。

他的隨心所欲意味著我們曾經錯過飛機、丟失行李、半夜裡還在危險的路上開車、在一些只供應冷水的小木屋裡住宿，有時候還要挨餓。但這也會誕生美麗的奇蹟：一

片未被人發現過的海灘，一個有著懾人心魄美景的漁夫小屋，一頓有羊奶、優酪乳和新鮮蜂蜜的山坡上早餐。雖然35年過去了，這些回憶依然讓我記憶猶新。所有這一切讓他的女兒們看到，這個世界並不是一個龐大而令人害怕的地方，而是隨時可以探險的神奇世界。

即使現在他已經快80歲了，他仍然每天都過得刻意的魯莽，問一些會冒犯別人的問題、尋找新鮮的體驗，他相信這樣就能夠打破束縛，為自己創造出更好、更有意義、更令人滿意的生活……

毫無疑問，我父親無盡的好奇心也塑造我的性格。我經常發現自己和排隊的陌生人搭話、接受突如其來的邀請，或尋求一些離經叛道的冒險，讓我的孩子難堪。

我想我從父親那裡學到最重要的東西是，當你大膽冒險時，可能需要承擔風險，但是你將可以用全新角度來看待這個世界。如果你夠走運，這感覺就像飛翔一樣美妙。

這三個酗酒者的孩子，貝蒂·史密斯、珍妮特·沃爾斯和克莉絲蒂娜·貝克·克蘭，她們的父親都出身於貧困的家庭，但都踏上了冒險、有意義、有成就感和影響他人的生命歷程。我們已經敘述過那些經歷過貧困和虐待的孩子，成功的機會是多麼渺茫，但是這些人依然超越了人生中的障礙。

之所以如此，是因為她們皆有豐富的個人和家庭資源的支持。珍妮特·沃爾斯的父親儘管有些瑕疵，卻充滿智慧，同時有手足和她一起分擔一切。弗朗茜的父親雖然不斷以破壞性的方式生活，但始終樂意全心全意地為女兒付出，而她還有母親和阿姨的陪伴。克莉絲蒂娜·貝克·克蘭受到父親生活方式的鼓舞，父親教會她活在

當下，而她也始終把父親作為自己生活的模範。

在我們分享的真實案例中，單親母親瓊安儘管面臨著很多困境，但依然指導女兒拉娜繼續成長發展。瓊安在青春期的時候得過厭食症，而離婚也讓她出現了過度飲酒的行為，而這使得拉娜不得不面對一個不那麼完美，但一直很愛她、希望她好的母親。與此同時，我們需要注意的是，瓊安和拉娜住在一個富裕的社區，所以她們能夠獲取一系列社會支援服務、諮詢和教育福利。面對困難時，瓊安和拉娜不需要孤軍奮戰。

家庭、父母、其他模範人物與社群都可以從幫助他人中有所獲益。就如前文所提到的，克雷西是一位芝加哥健康管理經理和投資專家，同時也是斯坦頓的合作夥伴。克雷西資助並成立了超越家庭康復中心（Above and Beyond Family Recovery Center），這個機構透過推廣非病理性的治療方式和支援專案，來協助處於城市邊緣區域的人們面對成癮問題，同時也幫助他們解決在家庭、工作和教育等方面的需求問題。克雷西認為，他的工作和財富使得他有責任去幫助別人，他的經歷也告訴他，只有讓人們感到對整個生活都充滿希望並有機會獲得成功時，成癮問題才能得到解決。

Memo

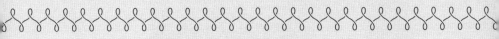

15. 結論：美國人的錯覺

「生活和成癮對每個人來說都是可以改變的，
而且不論處於何種情況下，絕望沒有好處，
也並非必須或無法避免的；希望一直都存在，
我們有力量去找到它，並讓它帶領我們前進。」

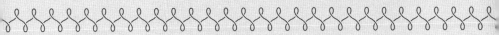

結論：美國人的錯覺

美國人有一個幻想，即可以不去管所有文化、社群和個人問題，就能找到一種解決成癮和精神疾病的醫學治療方法。這種幻想來自於對醫療技術的信仰（在某些領域這樣的想法是合理的），來自於美國例外論思想和信仰療癒的力量，來自於寡廉鮮恥的「仙丹」銷售員和康復治療，也來自於主宰我們健康生活以及如何看待自己與社會前景的醫學霸權。

這樣的幻想就像是在一個與世隔絕的森林部落來觀察一切。這樣的思維不僅是錯誤和不健康的，它還會適得其反，讓問題加劇惡化。我們不僅忽視了那些在阿帕拉契山、新英格蘭等地方的內陸城市和地區的貧困人口，而且忽視了從社會意義上和經濟學意義上都可稱之為富裕家庭的後代，這樣的忽視為成癮和情緒問題的滋生提供了肥沃的土壤。

解決這些問題並沒有捷徑，你沒法說：「我們意識到這些都是問題，等我們克服了成癮和精神疾病後，再來解決它們吧」。

這些問題實際上是眾所周知的：

- 生活在社會底層的人們幾乎沒有機會打破階級壁壘。
- 年輕人，即使是那些出身優渥的豪門子弟，也常常無力應對嚴重的情緒問題，壓力和焦慮在美國隨處可見。
- 人與人之間越來越疏遠，並且逐漸失去尋求和表達親密關係的能力。
- 我們更不願意將情感與金錢投入到社區和社會中。
- 我們離真實的生活越來越遠，電子設備讓我們宅在家裡，遠離現實和真實的體驗。

就如我們在第十一章所述，儘管作為整體社會，我們已經採取措施並嘗試弄清楚該如何解決這些問題，但我們忽視了能幫忙的團體、社群和文化干預途徑。只靠我們自己是遠遠不夠的。面對抑鬱和自殺問題日益嚴重的現狀，美國心理健康研究所所長湯瑪斯・因賽爾（Thomas Insel）（於 2002—2015 年任職）加倍對精神病理性治療與抗抑鬱藥物治療的投入，如此看來我們已沉迷於美式的病理性干預不可自拔。在沃爾克擔任美國藥物濫用研究所所長的 20 年間（鴉片類藥物危機時期），這種對病理性理論的依賴更加明顯。

▌社區，社區，社區——

在凱特・絲蓓（Kate Spade）和安東尼・波登（Anthony Bourdain）自殺後，社會掀起了一股鼓勵人們撥打「800」自殺預防熱線以解決自殺問題的風潮，但在這樣的風潮中出現了一種完全不同的聲音。美國廣播公司（American Broadcasting Company）發出了一個引人注意的頭條：「名人死亡後自殺熱線數量飆升」。但是，文章本身的內容更有深意。

◆預防自殺，不只是勸服人們不要死

精神病學專家、美國自殺預防基金委員會首席醫療官克莉斯汀・穆捷（Christine Moutier）醫生建議，我們對自殺預防的看法應當與看待心臟病預防的方式相似。

就像我們對抗心臟病不會只聚焦於那些處於心肌梗塞的邊緣人一樣，我們不能等到人們想要結束自己生命的邊緣時，才有所干預。

201

「在醫療領域裡，在我們的世界裡，這樣的危機無時無刻不在某個角落裡發生，」穆捷醫生說，「發生在社區的自殺事件會喚醒身處其中的人們，使他們為改變現狀而奮力付出。」

穆捷醫生曾在加州大學聖地牙哥分校醫學院擔任住院醫師，後來擔任精神病學教授和副院長，在長達 15 年的任職生涯中，有 13 名內科醫師結束了自己的生命，其中大部分都任職於學院的醫療中心（這可能是令人感到難過的諷刺）。

穆捷協助並領導了一項抑鬱科普和自殺預防專案，她認為社區中的人們**開始逐漸願意互相陪伴與支持**，穆捷解釋道，「整個文化環境都有所改變」，加州大學聖地牙哥分校從「內科醫師自殺頻發到幾乎無人自殺」。

約拿・哈里（Johann Hari）在他的暢銷書《失聯》（*Lost Connections*）中也提出有力證明，人與人之間的社區交流缺乏連結的缺乏，是目前精神疾病大流行的根源。

▍尋求真理——

本書的重點不在於如何改變世界——當然，這樣的努力同樣至關重要。重點在於改變我們的生活、孩子的生活，以及我們所接觸的那一小部分世界；我們需要為自己創造一個積極的小宇宙。關於兒童和青年人的精神疾病和成癮問題的敏感度，以及無望的美國民眾不斷惡化的生活境遇，我們已經陳列了許多詳細的資料，由此看來，現狀的改變已經刻不容緩，並且日益艱難。

　　生活和成癮，對每個人來說都是可以改變的，而且不論處於何種情況下，絕望沒有好處，也並非必須或無法避免的；希望一直都存在，我們有力量去找到它，並讓它帶領我們前進。

　　但是，作為本書的作者，我們只能力求說出科學的真相，因為這是我們能夠提供的最大幫助。實際上，我們的任務就是希望能澄清關於成癮的科學真相、美國面對成癮問題的盲目反擊，及其破壞性結果帶來的慘痛社會現實。就像我們生命歷程小組的一個參與者所說的，LPP 的成癮治療「真的只是常識！」

　　讓我們與孩子和家庭，與美國和全世界所有其他社會一起，在生活中向常識致敬。

附錄 A：讀者練習

　　以下精心設計的練習，是為了幫助你更清楚地思考自己所面對，或者你的孩子可能會面對的問題。你可以將答案寫在筆記本上，亦或只是翻閱材料來幫助你釐清思路。不是所有問題都適用於你的特定情況，如不適用略過即可。由於許多讀者關注的是預防或治療孩子的成癮，因此許多問題也都與成癮相關，但是同樣的概念適用於很多其他問題。

▌第1章—成癮是一段發展過程

　　成癮並不是一種大腦疾病，在特定情境中，大多數人都會在個人成熟的過程中告別成癮。我們將為你或你的孩子一起分析成癮脆弱性，及對抗成癮的復原力究竟從何而來。

——你的世界——

A. 反思

①你是否認識已經克服成癮或者戒掉酗酒、藥物等不良嗜好的人（包括菸癮、咖啡癮、藥物依賴）？

②這些人現在是否克制地、合理地、適當地使用這些物質？

③簡單描述他們康復的意義與表現。

④你曾經克服過什麼成癮問題或不良嗜好？

⑤你目前面對怎樣的生活困難？

B. 行動

①在你的印象中，對那些克服成癮的人來說，是什麼使他們成功擺脫成癮？

②他們的生活狀態發生了怎樣的變化，從而指引他們走向康復？

③如果你能克服成癮，是什麼給予你改變的力量？

④你的生活將會發生怎樣的變化？你會如何在當下的情境中作出類似的改變？

⑤你如何面對生活中不同的挑戰？

——（針對父母）孩子的世界——

A. 反思

①孩子目前面對多少挑戰？

②孩子的生活中有什麼壓力或者需要面對怎樣的期待？

③孩子現階段有什麼發展性挑戰？

④你自己是否有孩子此年齡層普遍存在的成癮問題？例如電動遊戲、節食乃至藥物、酒精成癮，越具體越好，例如多玩家線上電子遊戲、電子菸等。

⑤你認為孩子在未來的幾年中會遇到什麼樣的挑戰？

⑥就孩子現在的年紀，健康或者成功的孩子有什麼特質？

B. 行動

對所處世界有清晰的理解與定義能夠幫助到你的孩子。邀請孩

子回答以下問題來理解他。對於他們所面對的各種生活難題，包括可能的成癮問題討論，能夠讓你和孩子都能有所獲益。

▎第2章—成癮經歷

人會在人生不同階段對各種體驗成癮，他們往往能在成長過程中告別這些成癮問題。這些體驗會以破壞性的方式來滿足人們的需求，大多數人都能夠克服這些問題，並以帶來積極感受的優良資源替代過去的成癮問題。

——你的世界——

A. 反思

①你或者身邊的人是否曾經服用過止痛藥？你或者其他人是否出現過成癮問題？

②為什麼你或者其他人沒有出現成癮問題？服用止痛藥的經歷如何影響你？

③你的價值觀或生活中其他事物如何影響你對止痛藥的反應？

④你可以在自己的生活中找到哪些與成癮相關的經歷或體驗？

⑤在什麼情況下你會更容易出現成癮問題？

B. 行動

①寫下所有你生命中可能導致成癮的經歷或情境。

②寫下所有你曾經使用或可以使用以幫助自己避免陷入成癮問題的情境或替代品。

③描述你的鄰居或工作可能如何誘發你出現成癮問題。

④描述如果你是一名政策制定者，你會在生活和工作中做些什麼事來克服成癮。

⑤挑戰你的思維，描述你覺得人類最難改變的事。

⑥思考有什麼方法可以讓人們對藥物的反應變得平靜——而不是恐懼。

——孩子的世界——

A. 反思

①你是否曾經教育孩子酒精或藥物會導致成癮？你是否曾經教育孩子對自己生活的掌控權遠比藥物強？

②你是否曾經和孩子一起討論過所有不健康行為？你是怎麼做的？

③你的家庭中是否有人出現過與成癮相關的問題？發生什麼事？

④你的家庭是如何看待這個人？

⑤你有多擔心孩子出現成癮問題？

⑥你認為怎樣可以預防孩子出現成癮問題？怎樣能幫助他們康復？

B. 行動

①指出並討論成癮行為，以及這些行為不健康的原因。

②鼓勵情緒的表格，檢驗你與孩子的感受，討論何謂情緒，人們如何感受，如何識別，還有我們應該如何以建設性的方式

來回應我們的情緒。

▎第3章—豐富生活經驗

一輩子的成癮極為少見。豐富人生的體驗能夠減少生命中成癮的那一面。

——你的世界——

A. 反思

①描述鼓舞你的生命體驗。生活中有什麼是你認為重要的?有什麼會讓你感到很充實?

②你做過最冒險的事情是什麼,或者你在過去六個月裡做過最冒險的事情是什麼?

③在這段時間裡,你和任何新認識的人交談過嗎?

④你的孩子是否看到你參與任何讓你感到充實的事情?你的家庭會參與哪些讓你們感到充實的活動呢?你的社區呢?寫下任何有助於建設這個社區或者帶來價值的活動。

⑤你會如何定義一個好的人生?

B. 行動

①有什麼是你可以參與的、新的、有趣的或有價值的事情,例如社區、宗教、體育(登山或其他項目)和友誼等?

②在你的家庭、社區、城鎮或城市中,有什麼是你可以馬上去的新地方,或結識新朋友的地方?

③有什麼新的冒險是你可以想像自己參與的？

——孩子的世界——

A. 反思

①孩子是否被困在一個狹隘的世界裡——學校、網路、家庭？

②回想你在孩子這個年齡時，是否比孩子擁有更多自由？

③你覺得自己害怕新的體驗嗎？

④你認為孩子最重要的活動是什麼？

⑤孩子感覺最重要的活動是什麼？

B. 行動

①你可以怎樣讓孩子不覺得無聊，並鼓勵他們投入一些積極和有吸引力的活動？

②當孩子對嘗試新事物或面對新挑戰心有恐懼時，你會如何幫助他？（提示：你是否鼓勵了這些恐懼？）

③找到對孩子來說，最具有掌控感和成就感，或者被需要感的事物或領域。在不讓他們感到逼迫和控制的情況下，促進或鼓勵孩子能力的發展。

④和孩子一起或者在你沒有直接參與的情況下，你如何支持孩子去嘗試新的或冒險的事情？

⑤帶著冒險、想像力和希望，和孩子一起談論他的未來。

第4章—兒童的生命歷程

　　就如同所有人，兒童也喜歡成為自己生命的主人，這意味著成功，或者對自己人生的掌控，如果既不成功，也沒有掌控權，他們希望至少能夠預測可能會發生在自己身上的事情，哪怕這些事情無比糟糕。孩子需要能夠協助自己成長、解決問題與人生困境的基本元素：動機、選擇、獎勵、連結。這些與第一章的成癮元素和第二章的成癮行為過程清單相關。將它們聯繫起來，和孩子一起思考、探討與行動。

——你的世界——

A. 反思

①你是否曾經將孩子（或任何人）遇到的人生困境，理解為一種障礙或時下流行的心理健康診斷？

②思考一下，你是如何知道並理解這些標籤的？

③描述這些診斷和標籤可能帶來的後果，好壞不拘。

B. 行動

①避開所有診斷和標籤，用日常語言來描述孩子遇到的困難。

②思考接受或不接受診斷和標籤帶來的不同結果。

③不給孩子貼標籤可能給孩子帶來的積極影響。

——你與孩子的世界——

A. 反思

①孩子什麼時候會勉強接受不那麼好的結果?

②這樣的行為會對孩子造成什麼樣的限制?

③孩子在害怕什麼?

④這些恐懼為何而來?

⑤你或其他人(如教師和諮詢師)是否將這些限制與恐懼看作孩子大腦永久性障礙的一部分?

⑥你會在什麼時候,以什麼樣的方式向孩子表達這一點?

⑦這對孩子造成了什麼樣的影響?

B. 行動

運用以下 5 個問題,幫助孩子解決面臨的挑戰,例如學業、體育、人際和交友,或者說在外出與獨立上遇到的困難。同時,也可以在他們表現良好的領域應用這些問題。

①怎樣會讓你的孩子有動力?

②在哪一方面孩子可以表現出自制力?

③你為孩子提供哪些選擇?

④他們從這些選擇中獲得了什麼樣有意義的回饋?

⑤在這些情境中,孩子能夠獲得(或者你為孩子創造了)怎樣與人連結的機會?

第5章—兒童與成癮

關鍵議題：

● 如何幫助孩子更快成長，以避免兒童與青少年出現酗酒或藥物濫用問題？

● 告訴年輕人他們將是一輩子的酒鬼或毒蟲可能會造成什麼樣的後果？

● 我們應該如何利用人類發展的療癒傾向，來幫助更多人從自身的酗酒與藥物濫用問題中康復過來？

兒童與青少年藥物濫用的現狀：

● 沒有人會註定成癮。

● 早年娛樂性藥物的使用可能會有不好，甚至很糟糕的影響，但這樣的行為並非等同於成癮的終審判決書。

● 擺脫早年物質濫用問題的途徑，是盡可能地擁抱並尋找生活帶來的回饋。

● 給孩子貼上成癮者的標籤於事無補，我們不應該這麼做。

——你與孩子的世界——

A. 反思

① 為什麼會有這麼多孩子出現物質濫用障礙和心理健康問題？

② 這種差異會隨時間改變嗎？

③ 過去和現在的情況究竟有什麼樣的不同？

④ 這些不同是好是壞？

⑤在孩子這個年齡層的時候，你與孩子誰遇到比較多的挑戰與困境？

⑥你是否對孩子面對世界的能力抱持悲觀態度？

⑦你觀察到孩子出現的問題可能會有什麼樣的後果？

⑧在理想狀態下，你認為世界該如何改變以使孩子更加健康？

⑨世界依然存在著你所看到的種種問題，你覺得孩子是否可以健康地成長？

⑩你認為對情緒障礙或成癮問題的治療應該包含哪些元素？

B. 行動

①你可以給孩子的生活帶來哪些雖然現在很少見，但在你的童年常見的東西？

②你可以為孩子所在的機構，例如學校或幼稚園提供什麼幫助改善你認為影響孩子健康發展的因素？

③當孩子遇到情緒問題或成癮問題時，你該如何為孩子尋找有效的專業支持、治療或其他康復環境？

▎第6章—疾病、失調和自我實現的預言
▎第7章—超越標籤

當我們努力想要幫助孩子掌握學習風格，實現自身潛力的時候，我們需要回答一個關鍵的問題：心理障礙的診斷對孩子是否有所幫助。成癮的病理性治療並不能幫助孩子，甚至可能會造成傷害。診斷通常忽略了個體本身的獨特性，不關注個體的差異和複雜性。

與診斷相關的污名化也會給孩子帶來負面影響。

對不斷成長變化的孩子來說，疾病診斷格外有問題。診斷帶來的災難化角度只會讓人悲觀地看待未來，而這更加劇了抑鬱與焦慮的症狀。更重要的是，它讓那些受害者與痛苦的人失去了前進的動力，喪失自信，從而更難以改變。這樣的問題也出現在基於創傷的成癮治療中，因為創傷治療往往沒有鼓勵人們更關注自己的積極選擇和目標，而是聚焦於他們最痛苦、最糟糕的時刻。

——你與孩子的世界——

A. 反思

①當你解決了某個問題或改變了自己的某個成癮行為（如吸菸）時，你有什麼樣的感受？你是感到充滿力量，還是覺得自己很糟糕？

②你是否同意，最好的幫助是鼓勵孩子關注自身的優勢與成功，或者解決遇到的問題？

③你認為為什麼有那麼多人無法在康復中心的幫助下康復？

④儘管有這麼多失敗，你覺得為什麼還是有這麼多人把自己的孩子送進康復中心？

⑤你是否能夠想像，有一天孩子出現的問題太過嚴重，讓你不得不將他送進這樣的治療項目裡？

B. 行動

①為你的孩子製作治療報告：

●用 10 個詞來描述你的孩子，至少有 8 個積極的詞，剩下的使用中性詞

●描述孩子的哪些獨特個性給家庭帶來了積極的影響

●描述在哪些領域孩子的特點給他帶來了麻煩

●嘗試理解為什麼孩子會遇到這些困難，從孩子的角度來看待問題

●嘗試思考有哪些實際的方法可以改變孩子所處的環境，讓他能夠解決遇到的困難，挖掘自己的潛力

②當孩子出現嚴重問題的時候，怎樣讓自己對孩子保持積極的態度？

③為自己或孩子設計一個樂觀但現實可行的計畫。

④在腦海中想像完成這個計畫可能需要的具體步驟。

▎第8章─行為成癮及其啟示

現在，精神科醫生在診斷物質濫用障礙時已經不再使用「成癮」或「酗酒」，「成癮者」或「酒精成癮」等術語。當不符合特定症狀標準時，甚至連特定物質的日常使用都不再定義為精神障礙。奇怪的是，在美國疾病診斷中唯一保留了「成癮」兩字的是行為障礙下的賭博障礙。

在世界衛生組織的診斷手冊中，強迫性性癮障礙與強迫性賭博障礙都是成癮行為障礙。

實際上，成癮並非針對物質，還包括對生活的成癮──對各類活動與體驗的過程與結果的成癮。

如果孩子因為自身強迫性電子遊戲行為而拒絕和其他孩子玩耍，或者拒絕閱讀與鍛鍊（如第六章的描述），這就形成了一個成癮問題，即沉迷於一種自我破壞、自我延續的行為過程，從而無法正常地生活。他們的問題不在於電子遊戲本身，而在於電子遊戲占據他們的全部生活。這是所有成癮的核心特徵。

——你與孩子的世界——

A. 反思

①過去的你是否有過嚴重的成癮問題，包括非物質成癮行為與物質成癮行為？

②有哪些成癮行為一直延續至今？

③這些成癮行為具體給你帶來了什麼問題？

④這些成癮行為給你帶來了哪些心理上的滿足？（可參考第二章的成癮標準。）

⑤你的孩子是否參與過任何帶有成癮性特點的活動？（如賭博、電子遊戲、社交網路。）

⑥這些活動給你的孩子帶來了哪些心理上的滿足？

B. 行動

①列出除了成癮性活動之外，可以讓你或者孩子滿足的其他活動。

②你列出這些活動的原因，是因為你或者孩子曾經從中獲得過快樂，還是曾經考慮過這些活動可能會帶來的積極感受？

③可以考慮將這些或者類似的活動加入每日、每週或者每月的

計畫表中，然後注意你或者孩子成癮行爲的變化。

④把成癮行爲的物件看作問題本身，是否能幫助你擺脫成癮？如果不這麼看，是否能幫助你應對成癮？

⑤嘗試去思考並理解這些活動帶來的好處，尋找能帶給你相同「好處」的替代品。

⑥以發展性的角度理解成癮行爲，反思你曾戰勝的成癮問題——你究竟是怎麼做到的，請相信你依然可以再次戰勝成癮，你的孩子也是。

▌第9章—青春期及康復過程中的戒癮與危害遞減法

戒癮並非成癮康復的必經之路。根據美國精神醫學協會的精神障礙診斷與統計手冊（DSM），只要沒有了物質濫用的問題就算是康復，而這意味著 DSM 是一本基於危害遞減法的指南。

當一年內不再出現成癮問題，個體就能確定已長期康復。這意味著 DSM 認爲成癮或相關疾病是一種具有時限性的疾病。

危害遞減法是一種不以戒癮爲最終目標，針對藥物濫用和成癮的治療方式，它的目標是改善個人處境，即整體生活狀況。

——你與孩子的世界——

反思和行動

①你是否相信一個人能夠不透過戒癮來解決藥物或酒精成癮問題，如控制使用量（降低到合理的飲酒量，或者當需要時使用止痛藥，或者偶爾使用大麻），或使用其他精神活性物質（在海洛因或冰毒成癮後喝酒或使用大麻）？

②你是否曾經這樣做過？

③青少年或年輕人是否能夠學會以積極且社會接受的方式飲酒？

④你認為什麼年齡的人可以做到這一點？（根據你的想法來回答這個問題，請注意美國的合法飲酒年齡遠高於西方社會其他國家。）

⑤你認為怎麼做到這一點？

⑥換句話說，我們的問題是：是誰教你的孩子喝酒？高中同學？大學兄弟會或姐妹會成員？軍隊的戰友？孩子在街頭遇到的人？還是你覺得自己可以教會孩子以社會接受的方式喝酒？

⑦讀大學的孩子是否有可能以社會接受的方式喝酒？

⑧現在很多地方已經實現了大麻合法化，你認為合理飲酒是否也會如此？

⑨青少年是否能以不危險的方式，不傷害到當下生活功能或未來生命的方式使用藥物？你如何判斷自己的孩子是否在以非破壞性的方式使用藥物？

⑩如果你發現自己的孩子吸過大麻、喝過酒，或者為了學習而服用過興奮劑，你會如何反應？

⑪如果孩子的藥物濫用問題已被診斷出來，在他康復後，你是否會堅持讓他一輩子都不要再碰任何藥物或者喝酒？

▍第10章—12步驟療法的極限

解密：有足夠多且有力的證據表明 AA 對成癮的治療是無效的，甚至可能會帶來危害，同時常常讓那些不接受其理念（更高層次力

218

量）的人感到被排斥。在大多數情況下，有些有著明顯物質成癮問題的人會在一開始就拒絕參加 AA 或 12 步驟戒癮治療，或者在參加後很快離開團體。

——你與孩子的世界——

A. 反思

①如果有人在吸毒狀態下駕駛，你是否認為可以或應該強制這些人參加 12 步驟戒癮團體？

②你是否曾經參加過 12 步驟戒癮團體？你是否享受或從中有所獲益？還是你感到很奇怪或很抗拒這個團體？

③如果你從未參加過這樣的團體，那麼想像一下自己完成以下三個步驟。

第一步：承認我們無力控制自己的成癮行為——生活已經失控了。

第二步：相信有一股更強大的力量可以幫助我們重新找回理性。

第三步：選擇將我們的意志和生活交給上帝來照顧，因為我們理解上帝

現在你有什麼感受？

④你是否能夠想像有物質成癮問題的人對這些團體的負面反應與抗拒？

⑤你認為在此之後，他們會受到什麼影響？

⑥你認為承認自己 a. 將永遠是個酒鬼或毒蟲，b. 無能為力，是否有任何心理上的幫助？

⑦這樣的說法和信念可能會有什麼糟糕的影響？

⑧面對不同年齡的人，如 18 歲和 45 歲，他們對這些問題的回答是否會有所不同？

B. 行動

①你怎麼看待將孩子送去接受 12 步驟戒癮治療這件事？

②你希望孩子從中獲得什麼樣的技巧、對自我的感受和對世界的看法？

③你認為康復中心會達到你的期待嗎？你對它了解嗎？

④你會對孩子有什麼樣的擔心，包括他們遇到的人和接受的教育？

⑤你了解或者能想像年輕人參加康復中心治療後的最糟糕結果嗎？

⑥你可以做些什麼來預防你擔憂的危險？

⑦你會如何和孩子就他們在康復中心接受的教育，和他們對此的看法進行討論？

⑧你是否能夠想像孩子以另一種與過去不同的方式對待藥物？

▌第11章—在現實世界中康復

心理健康與成癮康復領域的專業人士已經在共同努力建立一種全新的、更具整合性、更少藥物治療的康復標準與目標，從人生境遇來理解個體的康復。物質濫用與心理健康服務局（SAMHSA）召集了兩個領域內的頂尖專家為康復下了全新定義。

這個新的定義並不把康復看作長達一輩子的努力，而是更關注個體是否踏上了人生新的旅程。這樣的旅程是聚焦且具自主性的過

程，存在四個關鍵組成元素：健康、家庭、目標和社區。這為成癮康復創造了全新的意義，與成癮與心理疾病的主流治療方法截然相反。

——你與孩子的世界——

A. 反思

①你是否認識從成癮或心理疾病中康復的人，如家庭成員、朋友或同一個社區的成員？如果有請嘗試回答以下關於這個人的問題。

②他們的康復過程是什麼樣的？是什麼讓你知道他們康復了？

③他們在生活中作出了什麼樣的改變？

④他們的態度與行為有什麼不同？

⑤他們的改變與他人和社區有什麼關聯？

⑥他們是否與自己的家庭變得更加親密，或者組織了自己的家庭？

⑦他們是否接受了新的教育、換了工作或更加投入到現有工作或技能中？

⑧你如何看待他們的康復？

⑨你是否能夠想像有人拒絕承認這些康復經歷的存在，就像有人認為茱兒・芭莉摩只是在「否認」她就是個毒蟲？

⑩面對這樣的質疑，你會如何幫助他們，解釋為什麼這些看似非傳統的康復過程是真實、有價值、可實現的，並且應該是我們努力幫助人們康復的重點？

B. 行動

①思考你希望自己的康復之路該如何走，是否會以積極的方式走向未來。回顧前面提到的四個關鍵元素，並將其囊括到現在或未來的康復過程中。

②思考如何幫助有成癮問題或心理疾病的孩子康復。回顧第六、七章的練習，有什麼積極的元素和技巧有助於孩子康復？

③你是否相信這些康復故事會發生在你或者孩子身上？

④你是否曾經對愛或者其他東西成癮？康復是不是一件困難的事情？對愛成癮的康復可以幫助你去理解所有成癮康復的關鍵，或者從另一個角度來說，你可以讓已有的成癮康復經驗幫助你告別在心頭徘徊，久久不願離開的愛癮。

▌第12章—培養不成癮的下一代

　　成為父母不僅為我們帶來意義與目標，降低成癮的危險，同時也給我們機會改善自己的生活，不讓我們的問題傳遞到下一代身上。這樣，歷史才不會變成命運，個人或家族的成癮史更應該成為指引我們與孩子避免犯錯的燈塔，而不是讓孩子重現我們的問題。

　　本書採價值取向，包括12個幫助預防成癮的價值：目標，成就，自我關照，關照他人，責任感，經濟能力，覺察與正念，冒險，愉快與趣味，對社會、政治和宗教的責任感，自我效能感，個人動因和成熟。這些是你在撫養孩子長大過程中可以培養的核心價值。

——你與孩子的世界——

A. 反思

①請描述你認為最重要的價值，並舉出生活中的例子。

②思考這樣的價值是如何支持並指引你走過最艱難的時期。

③你是否曾經在他人（甚至是最親近的人）的反對下捍衛自己的價值？

④你是否曾經放棄過堅守這些價值？（每個人都曾放棄過。）思考並描述放棄是怎麼發生的，又是為什麼發生？當開始對這種情況有所警覺後，你在未來會如何面對這種情況？

⑤在我們提供的價值中選擇四個。你是如何在生活中體現這些價值的？請舉例說明。

⑥如果你曾經有過成癮問題，或者有成癮的家族史，你是否覺得這會讓你的孩子面臨更大的成癮風險，甚至肯定他們會出現成癮問題？

B. 行動

①你的價值觀是否指引你的生活？你是否希望受到這樣的指引？你準備怎麼做，或者說怎麼接受更多的指引？

②你是否與孩子討論過價值觀？你會怎麼做？請舉例。

③你會怎麼向孩子展示對你來說珍視的價值？請舉出過去成功或失敗的例子。

④如果你有成癮史，你要怎麼看待「自我實現預言」這一概念？請給出你的定義。你是否看到它在自己身上的表現。你會以什麼方式幫助自己和孩子不受影響？

⑤你可以用什麼語言向孩子傳遞或鼓勵他選擇自己的命運？思考你想要展示的價值，你希望給予的支持，以確保他們能夠以最滿足和最具有建設性的方式生活，無論作為父母的你曾經有過什麼樣的成癮問題。

▌第13章─發展目標、效能感和獨立性

無論處於什麼樣的情境，擁有生活目標、感覺能夠控制自己的生活（效能感、個人動因、自主性），以及獨立，都是讓人們能夠避免或擺脫成癮的基本價值觀和能力。擁有生活目標是長壽和身心健康的最佳預測因數。在我們的世界裡，自我效能感和獨立是孩子遇到的最大難題，因為父母通常在恐懼與焦慮的驅使下想要保護他們的孩子不受任何影響，無論這樣的影響是好還是壞。

──你與孩子的世界──

A. 反思

①你是否為想要孩子成功而感到糾結，擔心自己過高的期待會給他們帶來太多負擔？

②這樣的恐懼從何而來？是否來源於你自己的成長經歷？

③你是否對那些成功人士心懷羨慕？

④你對成功有著什麼樣的態度，又是如何向孩子表達的？

⑤你是否覺得這個世界十分危險，甚至比自己小時候的世界更加危險？

⑥在和孩子交流時，你向他傳遞了多少恐懼？為什麼你覺得有必要這麼做？

⑦有什麼能夠幫助你減輕恐懼？如果你見證他們逐漸擁有爲自己生活負責的能力，你是否會對他們更有信心而不那麼恐懼？

⑧你是否覺得孩子最終能夠像你一樣強大？

B. 行動

①思考如何幫助他人，如你的孩子，發現自己人生的目標，挖掘自身潛力並實現自己的願望。

②鼓勵孩子表達自己的願望，而不是把自己的願望強加於人。（提示：詢問但不要替他回答問題。）

③你是否能夠絕不干預，讓你的孩子嘗試，失敗，再嘗試？

④現在你能允許孩子做最獨立的事情是什麼？未來兩年呢？五年呢？十年呢？或者更遠的未來呢？

⑤你會用什麼方式向孩子表達愛，請至少舉出三種。你是如何表現自己對他們的信心的？這兩種表達是否相互強化，還是互相排斥？

⑥你如何向孩子表現你對他們的尊重？

⑦你如何處理孩子不擅長的東西——你是否會爲他完成他覺得困難的東西，還是你會讓他先自己掙扎，鼓勵他繼續嘗試？

⑧你是否能夠告訴自己：「孩子的人生屬於他自己，而不屬於我。」

┃ 第14章—克服毒癮

　克服成癮不僅僅是依靠思考與面對成癮物件，更多是依靠思考、努力並改善自己生活的各方面。

　這樣的過程通常涉及以下十個步驟：

1. 意識到成癮並非一種終身疾病。
2. 發展獲取人生饋贈的技巧。
3. 解決情緒問題，減少焦慮、抑鬱和恐懼。
4. 利用已有的個人優勢。
5. 進一步發展技能和生命的資源，例如家庭、工作、地位與安全感。
6. 更投入到人際關係中，小到親密關係，大到社區網路。
7. 尋找生活中的積極選擇。
8. 逐漸成熟，不再只自私地關注自己的需要。
9. 獲得對自己生活的掌控感——自我效能感。
10. 保護自己生活的目標與價值觀，這能幫助你預防與戰勝成癮。

——你的世界——

A. 反思

①在生活中的哪些領域，你有掌控感或自控能力？

②在哪些方面，你的自控能力最差？

③對你來說，這種自控能力的排序是否一直如此？什麼時候會出現不同？

④你是否覺得自己是一個可以值得依靠的人？爲什麼？

⑤你是否覺得自己在朋友、家庭、同事或社區成員面前是一個
　成熟的人？

B. 行動

①你是否可以嘗試將一個領域的自控能力拓展到另一個無法自
　控的領域？

②想要成爲一個負責任的人，你覺得自己哪方面需要提升？

③你該如何展現更成熟的自己？你認爲面對哪些人的時候最需
　要成熟？在生活的哪些領域你覺得自己最需要展現出成熟的
　一面，而這能帶來什麼益處？

④描述你曾經表現得最成熟和最負責任的時刻——這樣的成熟
　是不是你眞實的表現，而這種眞實能夠成爲你自己存在的核
　心？

⑤你是否樂觀地看待自己與這個世界？你可以做些什麼以幫助
　自己獲得這樣的樂觀與安全感？

▍第15章—結論：美國人的錯覺

　　從某種程度上來說，本書的所有內容都是常識，目的在於協助
人們面對自己的存在，擁抱你習得且熱愛的生命價值。沒有哪一種
神奇的方法能夠一下子治癒你的成癮，豐富你的人生。唯一的方法
就是眞實地實現目標，成為你想要成為的那個人。如果你眞的能做
到這些，其他一切就會自然發生。

　　當然，這一切並不容易，不要被外在的聲音誘惑走錯方向，沒

有其他人能夠幫你解決問題，讓你感覺良好或者把你變成一個有價值的人。

想要尋求這樣神奇的解決方法，其實正是成癮問題的核心。

最後的問題：

● 對你和孩子來說，為什麼尋找簡單的解決方法如此有吸引力，但實際上，這樣的方法本身就具有成癮性。

● 舉例說明你曾在什麼時候尋找過或接受過簡單的解決方法。

● 你看到其他人曾經接受過什麼樣的簡單解決方法。

● 想像或描述在自己的文化中存在著什麼樣的簡單解決方法。

● 列出你聽過人們對於自己行為的解釋，可能你自己也對成癮或心理疾病有著類似的想法，請嘗試分析這種想法的缺點，以及可能帶來的負面影響。

● 你是否相信，你及孩子最終有能力決定自己到底是什麼樣的人？

● 什麼樣的技巧、學習和經歷，會讓你和孩子有能力達成這一點？

● 什麼樣的支持和幫助能夠讓你有能力理解自己，並為自己作出做好的決定？

我們為你與孩子的人生送上最好的祝福與希望。

Memo

附錄 B：父母成癮與發展手冊①

作者：紀子・馬蒂內（Noriko Martinez）

查克・羅茲，斯坦頓・皮爾

父母和孩子努力嘗試理解並控制所有成癮問題潛在的破壞性影響。然而，成癮並不會單獨存在，它與我們的生活緊密交織在一起。儘管對於成癮並沒有一種一勞永逸的簡單解決方案，但我們可以避免、控制並擺脫它。你可以幫助孩子去探索屬於他自己的人生，同時在發展過程中指引他們成長。這樣，你的孩子就能充分領略豐富人生的各個方面。

如此，你的孩子就可能完全避免掉落到成癮的陷阱之中，也可能會幫助他擺脫目前的成癮狀態，或者可能給予你一個框架，並讓你理解到底需要做些什麼來有效幫助他。

1.全面防止孩子陷入成癮的第一步，
是需要去理解孩子所處的現狀。到底發生什麼事？

A. 反思：孩子的世界

孩子還小的時候，父母時時刻刻都在他們身邊，用講故事的方式讓孩子認識整個世界，理解發生在身邊的事。當一隻狗經過，一個小孩大叫：「狗！」父母接著說：「你看，這是一隻大黃狗！你看牠毛茸茸的尾巴！」在這之後，當孩子和父母說起：「我看到一

---

①這本手冊是與紀子・馬蒂內博士共同開發的，馬蒂內博士是兒童和家庭治療師，羅耀拉大學的講師，也是三個孩子的家長。

隻狗。」父母就會繼續補充：「對，我們一起散步的時候看到，而且是一隻大黃狗，牠還有毛茸茸的尾巴，記得嗎？」父母用這樣的方式向孩子示範如何講故事，也根據不同發展階段幫助孩子加強這方面的能力。

父母與孩子共同建構故事，幫助孩子決定重要和不重要的事，怎樣的情緒是合乎情理的。「我們看到那隻狗，牠好可愛，還會舔我們的鼻子，我們哈哈大笑」或者「我們看到那隻狗，牠好嚇人！我們擔心牠會咬你。」這些父母與孩子共同建構的故事，會幫助孩子形成對下一次碰到相似事物的看法。

隨著孩子漸漸長大，他們也會形成自己的世界，而這個世界與父母的世界越來越不同，父母需要做些功課才能跟上，幫助他們發展出這些故事。即便是青少年，如果父母願意關注孩子周邊的世界，幫助他們發展出自己的故事，也是非常有幫助的。因為父母對事物的關注，也在告訴孩子什麼事值得關注；父母理解事物的方式也在幫助孩子理解，什麼是重要的？為什麼？以及是什麼讓它如此重要。

附錄 B 的目的在於幫助父母理清，你要如何向孩子或自己講述孩子的生命故事。對孩子來說，什麼是重要的？在這個人生階段，你的孩子將走向何方？同時，你也需要去理解孩子自己的生命故事。孩子的世界觀是怎樣的？他們眼中自己的生命故事與你的看法一致嗎？

對孩子來說，他們的人生目標是全面發展成一個堅強而獨立的個體。以下問題可以幫助你探索這個過程，這樣你就可以幫助孩子在面對挫折的時候建立復原力。以下是一些孩子生命故事中的關鍵元素。

◆你的孩子將要面對多少挫折？

沒有挫折的人生，應該物資充裕，居所穩定，不愁吃穿，不愁看病，沒有重大變故例如搬家、離婚、生離死別，不曾經歷颶風、車禍或重大疾病等災難，也沒有與家人、朋友的爭吵和不愉快。換句話說，沒有挫折的人生不可能存在。因此，對孩子來說問題就在於，他們要以何種方式平衡生命中發生的好事與壞事。我們需要關注這些挫折，而孩子也試著學會理解挫折。

◆在生活中，你的孩子有哪些壓力和期待？

在不同的文化、時代背景和地區中，孩子需要面對的期待與要求不同。他們需要為家庭作出不同的貢獻，保持成績，符合社會或宗教的不同期待，在學術以及其他領域取得成功。舉例來說，你家孩子需要早起照顧寵物嗎？你期望孩子成績優異，並進入一所有競爭力的大學嗎？孩子需要照顧自己的弟弟妹妹嗎？

◆在孩子當下的發展階段中，他們將遭遇怎樣的挑戰？

建構孩子的故事，需要你清楚地意識到孩子所處的人生階段。每個發展階段都有獨特的挑戰，你需要清楚孩子現階段的發展任務。有時候，很多家長會忽略孩子真實的能力，對孩子有著過高或過低的期待與要求。以下是一張發展階段表格，你可以結合不同領域思考。例如，孩子在學騎自行車嗎？在換牙嗎？已經在學習如何穿衣打扮才不被笑話嗎？青春期是不是也有煩惱？

階段	發展任務	有哪些表現	你所扮演的角色
嬰兒期	相信自己的需求會得到滿足；與他人接觸	透過哭鬧向外界表達開心或不開心；警覺地觀察環境後，進入長時間的睡眠狀態	盡量滿足孩子的所有需求；如果不能滿足，也要試著安撫；與孩子互動，或者與他一起和外在世界互動
學步期	掌控感；學習決策；學著覺察自己的需求	有自己的主張，但變化很快；即使同意，也會堅決說「不」；一點點不滿意，都會引起很大的反應	盡量少說「不」；提供更多安全的、可控的機會；讓孩子自主選擇，但需要讓他承擔責任和後果
兒童期	學習做各種各樣的事情；掌握這個世界的規則	「教你」很多東西；有融入朋友中的強烈願望並遵守規則；要求公平，期待和別人一致	表現出尊重，在他們展現知識和能力的時候表現出讚賞；給予鼓勵
青春早期	嘗試進入青春期	嘗試典型的青春期行為；有時表現得非常像個小孩子，但有時候又像個小大人	在你的指導下，給予孩子嘗試承擔責任的機會，例如，你們一起去看電影的時候，坐得比較遠，或者你去另一個廳；要把孩子當作小孩子還是大孩子對待？需要視情況而定
青少年期	表現得像個成年人	質疑規則與權威；可能突然對你和你的方式很鄙夷；尋找不同的身分認同	給予孩子充分的自由，孩子可以和你不一樣，也允許他們和之前不一樣；保護孩子不受傷害
成年早期	獨立	嘗試自我獨立，過有意義的人生	顯示你對孩子的信心，他們可以過好自己的人生
成年期	希望成為父母尊敬的那類人；理解人生的意義	目睹你的衰老；想辦法回饋社會	示範衰老的過程；允許孩子用自己的方式影響你的決定

◆在未來幾年，你認為孩子會遇到什麼挑戰？

一直以來，你都在孩子的心中埋下未來的種子，幫助他們在遇到挫折與挑戰之前建構屬於自己的生命故事。例如，在孩子還穿著紙尿褲的時候，你就開始討論如果哪天不穿紙尿褲了他的生活會有什麼不同。這其實就是你幫助年幼的孩子想像美好未來的例子。在接受如廁訓練之前，你會給孩子提供一些工具來幫助他們理解，但同時你也已經開始向孩子講述當他不需要這些工具時的生活。和孩子溝通時，你仔細思量對孩子來說他們將經歷什麼，並注意自己在孩子的心中播下了什麼樣的種子。

即將進入青春期之前的階段尤為重要，因為這個發展階段的青少年需要和父母分離並獲得獨立能力。作為父母，你需要提前與孩子一起建構未來的故事。例如，告訴孩子如果遭遇突發事件，你會一直陪在他的身邊；或者說，做了錯事和「你就是個壞人」是兩碼事——就算他已經有了屬於自己的獨立空間，這樣的故事會始終影響著青少年。

◆面對錯誤，你的孩子會有什麼樣的反應？

如果孩子的成長與發展過程是平衡的，他們就會慢慢了解，只要有意識地去作出選擇，成長過程中的那些錯誤都是難免的。當我們有所行動，出乎意料的事情就會發生；當我們目睹了這些結果，就可以從錯誤中吸取教訓——這樣的循環始終貫穿人的一生。

作為一個成年人，你很清楚地知道其實錯誤是為成長創造機會。你在把這個想法灌輸給孩子的時候，可以邀請他們試著接受錯誤是他們人生的一部分。最重要的是，你要教會他們從不同角度來看待失敗，他們最大的失敗可能也是他們最大的成功。

社會心理學家卡羅·塔弗里斯（Carol Tavris）和艾略特·阿

倫森（Elliot Aronson）合著《犯錯（不過不是我！）》（*Mistakes Were Made (but not by me)*）），查克詢問她父母該如何幫助孩子面對錯誤，她的回答如下：

「對孩子來說，最重要的功課是認識到，學習的過程中失敗是必經之路；我們肯定都會失敗，不會一次就能成功，都會經歷笨拙的過程，不理解是正常的；我們不應該只描繪那些聰明小孩輕鬆搞定的故事；那些複雜的數學題目解不出來很正常，達不成目標也很正常。

我們肯定會失敗的。我、們、肯、定、會、失、敗、的。但這並不意味著你是愚蠢的，也不意味著你就會一直失敗下去，更不是因為你有問題。

德韋克做過一個非常重要的研究，結果顯示如果孩子認為錯誤就意味著愚蠢，就會在犯錯之後傾向放棄，因為他們認為「我就是」那個錯誤，而那些認為錯誤不過是學習過程中的一部分，並將成功歸因於自身努力的孩子，會傾向於繼續嘗試。就像研究中一個孩子說的那樣，「錯誤是我們的朋友」。

德韋克與其他研究者都發現，如果家長因為孩子的努力而表揚孩子，例如「雅尼娜，妳在那個專案裡很努力，現在有成果了！」而不是表揚孩子「你真聰明」，例如「雅尼娜，妳很有藝術細胞」，就會幫助孩子接受必要的錯誤和失敗，從而獲得成長與進步。

我們最需要給孩子傳遞這樣的態度。儘管在我們的文化中，一直強調每個人都有權利做任何事情，而實際上，我們都潛在認同了天生愚笨或聰慧。沒有什麼比這個更打擊人了。」

當孩子明白即使是最優秀的人也會犯錯，也會作出不好的決定，他們就更容易區分錯誤與自我身分認同。一種關於他們自己的人生故事是「我搞砸了，我是個糟糕的人」，另一種則是「我是個很棒的人，很有能力；只是我也會做出不那麼好的事情，也會傷害別人，但這並不影響我成為一個好人。只是我的行為傷害到了別人，而我可以彌補，可以下次改進。」這樣，他們就可以把犯錯與自我能力區分開來，並且相信自己有能力改進。

成癮最有效的解藥是迎接變化，同時也要經歷並應對那些改變帶來的不確定性與困難，而這正好與成癮的確定性相反。這樣，你就可以坦然前行，面對整個世界，並且相信自己有能力應付命運帶來的難題。

◆在孩子這個年紀，健康或成功意味著什麼？

沒有哪個人從一開始就知道人生的結局，孩子不是一開始就是成人的模樣。因此，很重要的是讓孩子努力奮鬥。如何才能知道孩子走在對的軌道上呢？「做對的事情」這個議題肯定需要考慮到孩子實際的發展階段。與此同時，千萬要記住在一個年齡層失敗了，有時候只是為了下一階段更大的成功作好準備。12 歲的你希望社交更活躍，這可能促使你成為某個行業的專家、詩人、藝術家或軟體工程師，7 歲的孩子可能無法遵守所有的規則，但在 25 歲的時候可以有強烈道德感。實際上，在任何一個有挑戰的特質與行為背後，你都可以找到一顆閃閃發光的種子來幫助孩子發展。

B. 行動：孩子的世界

◆留意，命名，設定邊界，回應

對真實世界的一致理解、準確命名、設立邊界與回應都能夠幫助到你的孩子。

如果你真的花心思去面對孩子的現實世界，你就可以讓這些思考轉化為他的生命故事。要想講好你眼中孩子的生命故事，你就應該先盡可能地從孩子的角度思考。作為成年人，我們的世界很大，而孩子的世界很小。對孩子來說，他們對自己生活之外的很多事情帶來的影響不甚理解。當父母離婚，孩子往往不明白爸爸媽媽為什麼會分開，擔心自己的東西與生活節奏會有什麼不同，不知道自己可以和誰說這件事等等。他們的生命故事必須從他們的角度建構。

接著，你必須保持誠實，同時需要用孩子理解的語言簡潔明瞭地與他們交流，不需要用細節來填充故事，但故事裡需要包含孩子世界的真相。不要低估孩子解決問題的能力。實際上，透過與孩子對話的方式，你也教會了他這項能力。如果你很冷靜，並允諾孩子你將和他一起面對問題，孩子自然而然也會冷靜下來並且有信心解決問題。這樣，你們就建構了共同解決難題，以及在未來孩子應對人生道路上任何不可預知難題的生命故事（這樣的難題必然多不勝數）。

親子之間可以共同建構的生命故事，必定是清晰而理性的，其中包含了真實的挑戰，以及戰勝挑戰的希望，同時也表達了對你與家庭來說重要的價值觀。

舉例：一位男性的母親得了阿茲海默症，已經完全認不出兒子，他感到非常沮喪。8 歲的女兒看到父親回到家悶悶不樂，也敏銳地察覺到他的情緒，就問父親發生什麼事。很多父母會試著隱藏關於衰老與疾病的事情，但這位父親卻是這樣說的：

父親：嗯，奶奶得了腦部疾病，已經非常嚴重了。

女兒：她會死嗎？(通常孩子會直截了當，而你也最好直截了當。)

父親：總有一天，但目前這段時間不會。

女兒：我媽媽也會得這樣的腦部疾病嗎？(只要談到死亡，孩子通常會很擔心父母和自己，而這個時候，你最好也能誠實回答。)

父親：可能有一天她也會。不過大多數人都是在比較老的時候，才會得這樣的腦部疾病。妳也會變老，可能也會得這樣的腦部疾病，但那是很長時間之後的事情了。

女兒：這聽起來很恐怖。

父親：是的，也很悲傷。(你可能會開始流淚，而這是完全沒問題的，因為這是面對悲傷事情時的真實情感流露。)

你不需要對孩子隱瞞真相。只要你可以清晰且真實地和孩子討論，你的孩子就可以帶著安全感來理解並處理任何情況。這也是為何對你來說，要先把自己的故事想清楚，這樣當孩子發問的時候，你就可以講得清楚。當父母意識到他們不需要建構那些精緻完美的糖衣故事而只需要保持真實時，他們也鬆了一口氣。呈現真實，比拐彎抹角地粉飾要簡單得多。如果父母冷靜而理性，孩子就不會因外界衝擊性的資訊而受創，大多數時候，他們也會找到自己的理解方式，甚至父母親也可以從中穫益。

2.搞清楚你的孩子都接受哪些關於成癮的教育

A. 反思：在孩子的世界裡，成癮扮演什麼角色

孩子與任何情緒相關藥物的終身關係，至少部分是受到家庭與藥物關係的影響。這一部分內容的目的在於，幫助你理解那些流傳

在社區與家庭中的故事，將如何教育孩子物質濫用或成癮行為：在什麼年齡使用這些物質是合適的？這樣的行為有多危險？人們為什麼這麼做？這麼做的人身上都發生過什麼事情？成癮意味著什麼？成癮之後又會怎樣？

面對不同的成癮物質或活動，上述問題會有什麼不同答案，你覺得關於這些物質和活動的故事又會有何不同？例如，面對酒精時，你的答案是什麼？海洛因呢？賭博呢？電子遊戲呢？這些問題看起來有什麼不同？對此，你可能給出了或相似或不同的答案，這些答案實際上正是你希望告訴孩子關於這些物質的故事，而在這些故事的基礎上，孩子發展出屬於自己對這些物質的看法。

然而，在我們文化中大部分故事都具有誤導性，並導致更多對物質濫用的糟糕反應——我們已經在本書充分展示了這一點。你對成癮的觀點可能和主流文化的觀點不一致，但無論如何，你的孩子都會結合這些觀點，然後形成一個屬於自己的故事。你可以幫助孩子把這些不同的，甚至是截然相反的觀點融入他們自己的故事中。

◆在你的人生中，有多少人曾經使用（合法的或非法的）藥物，但目前沒有出現成癮問題的？

這個問題是讓你回顧一下你是否認識一些曾經使用藥物但並未成癮的人。如果你從未遇過這樣的人，那你個人關於藥物濫用或成癮的故事可能會更令人驚恐，且對藥物的使用方式了解似乎也十分有限。例如，一個孩子或者成人是如何看待那些在做完膝關節或其他手術之後服用止痛藥的人。請記住，大多數人都以負責任的態度使用藥物，且從未對藥物成癮。那些藥物濫用者中的絕大部分人也都在成熟的過程中告別自己的成癮問題。

注意，成癮的物件並不僅限於藥物，這一事實對發展中的兒童

239

來說尤其重要（我們將在下一部分討論）。

◆在你所在的區域，和你孩子同一年齡層的兒童是否有常見的成癮問題？

除了藥物和酒精成癮，你還可以考慮電子遊戲和節食行為，越詳細越好（例如，線上多人電子遊戲或電子菸）。有一些物質或活動可能是孩子一直討論的話題，而成年人可能會試圖限制這樣的行為。一旦這些行為被定為有成癮風險，就會出現很多關於成癮之後的悲慘結局警示故事。每種文化都有這些關於成癮的恐懼，而你可以和孩子一起去探索，並幫助孩子區分哪些是謠言，哪些是真相，這樣一來，你就可以專注於那些能夠影響孩子的事情。

◆那些以非成癮的方式使用特定物質（或活動）的人是怎麼辦到的？

就像這本書試圖澄清的一樣，物質和活動本身不是成癮行為的核心。雖然有一些物質看上去非常「正常」或「健康」，但依然會帶來問題，例如對食物的成癮。我們身邊有太多的例子（可能比以前少一些）展現了正常與健康的進食行為，即便如此，每一個孩子都需要理解什麼是非成癮性、健康的進食行為。

另一方面，我們很少聽聞正常、健康地吸食海洛因的例子。實際上，幾乎每一個人都使用過止痛藥，因此我們需要以積極的方式來對待止痛藥。了解如何積極、恰當地使用止痛藥，也是了解如何與藥物建立積極連結的一部分。對所有這些物質和活動來說，你需要和它們建立一種健康的關係。

◆關於特定物質（或活動）的故事是怎樣的？

有很多關於物質成癮後果的故事，它們往往都很雷同。你可能聽說過大麻導致人健忘、放鬆、容易飢餓，並且它是一種會誘使人陷入更嚴重藥物成癮的入門毒品，但也有人說大麻是一種神奇的藥物，可以治療很多疾病並且不會上癮。還有一種說法認為，如果給予孩子足夠的自由，讓他們自己決定花多長時間在電子遊戲上，他們可能會沒日沒夜地玩暴力遊戲，並因此引發暴力行為。但是，也有人說，電子遊戲只是一種新的社交工具，會讓人變得更敏銳，反應速度更快。

在這些事情上你的觀點是什麼？

◆你的家庭如何看待成癮者？你們認為人的天性對成癮的影響有多大，以及個體的努力或外在環境對成癮的影響又有多大？

本書第十三章以及查克和塔弗里斯的訪談中都曾提到德韋克的成長心態理論，她的研究結果證明人們可以透過努力讓自己成長，擁有更完美的人生結局。那些因個人努力帶來成長與改變的故事，會成為人們終身的強大動力，並激勵他們不斷成長與改變。

如果成癮可以理解為一個人無法改變的特質，就意味著成癮是不可避免且無法克服的。大多數人的觀點都不會這麼極端，最重要的是，人們需要了解自身家庭對成癮看法的細微差異，是樂觀地相信個體有改變自己的能力，還是悲觀地認定人對成癮無可奈何。你可以強調生命故事中支持成長心態理論的部分。

◆你是否有家人曾有成癮問題？你的家庭是如何看待這個問題的？你的家庭又是如何看待這個人的？

有時候，那些關於物質濫用的可怕故事可能會引發一些藥物使用的問題。我們的目標是釐清你故事中哪些部分會向孩子傳遞恐懼與無助感。

重新思考一下你們家庭的成癮故事，再從孩子角度來識別故事中有哪些片段是警示，例如將物質成癮者描繪成壞人或者無可救藥的，把使用物質的整個過程描述得格外可怕且不可避免。盡量避免這樣說，「你祖母酗酒給她的生活帶來很多麻煩，所以我們一家子都有酗酒的風險」，而是嘗試這樣說，「讓我們來看看為什麼喝酒讓祖母這麼痛苦，她卻還是選擇喝酒」。

B. 行動：挑戰你自己的思維方式

作為父母，我們的本能是保護孩子避開任何會傷害他們的東西。有時候，我們也知道自己的恐懼是不合理的，但屈服於恐懼遠比讓自己冷靜下來容易得多。雖然我們可能知道陌生人拐騙相當罕見，但我們依然會竭盡所能來防範。我們常常為自己想像中的故事而感到萬分焦慮，但其中有些故事弊大於利，甚至有時候想著想著這些想像就成真了。

如果你覺得有必要，你仍然可以選擇曾經使用過的故事，但你需要時不時確認一下這些故事是不是還站得住腳。透過閱讀本書，你可能已經發現了那些影響成癮者故事的「真相」，實際上它們就是美國主流文化所塑造的故事，而你可以選擇不受它們的影響。我們不會告訴你應該如何講述關於成癮的故事，但我們建議不要用DARE 項目和媒體宣傳的禁酒故事，而應該以自己的親身體驗（例如使用止痛藥）來和孩子溝通。

◆電影：《致命的啤酒》

《致命的啤酒》（*The Fatal Glass of Beer*）是一部關於禁酒的電影，主要講述了一個鄉村青年在嘗了第一口酒之後，墮落到社會最底層的故事。伊莉莎白·華倫（Elizabeth Warren）宣布參選總統之後，新年夜在廚房開通 Instagram 直播：「等等，我要給自己弄杯啤酒。」說著她就走出鏡頭給自己拿了一瓶啤酒，回到鏡頭前把它打開後直接對著瓶口喝了起來。她的丈夫溫柔地摟著她說：「享受妳的啤酒吧！」

沃倫已經 69 歲了，她從小在奧克拉荷馬州的鄉下長大，之後成為哈佛法學院的教授，現在又是參議員，我們可以假設啤酒是她生活中日常且愉快的一部分。這個影片的很多觀看者也都有類似的體驗，很多人都對此習以為常，這其實正是物質使用的正面案例，她用自己的行動示範給孩子與上百萬的觀眾，我們應該如何使用物質。[1]

◆你認為什麼是個人無法改變的？

如果想要改變，首先就得相信改變是有可能發生的。儘管有些改變的確不可能發生（例如，我永遠也不可能再長高了，我不可能會有翅膀等等），但有時候我們太快選擇放棄改變，反而限制了自己和孩子的成長。有時候，當我們為渺茫的可能性奮鬥時，我們往

---

[1] http://m.youtube.com/watch?v=sWehvtOL_VI

往比預期的走得更遠。嘗試去尋找那些以令你意想不到的方式改變自己的人。

◆ 你是否總是隱隱擔心孩子世界中可能會出現的成癮問題？

無論你自己有什麼看法，我們的社會普遍認為成癮是一種無法控制的問題，並總是對此心驚膽戰，而作為父母，你很難不因此而感到恐懼。因此，我們會用那些藥物成癮的故事來恐嚇孩子或讓他們感到害怕，甚至有時候我們完全迴避這個問題，孩子只能依靠自己聽到的資訊來理解成癮。通常，資訊的來源是其他孩子，而且這些資訊往往存在很多問題。與此同時，孩子還從媒體和類似於DARE 的專案中獲取完全相反的資訊。如果你準備和孩子討論成癮問題，你需要先面對自己的恐懼。本書中的很多故事能夠幫助人們降低恐懼，並以更客觀的方式面對成癮。

◆ 發展你自己的故事：你希望引導孩子接觸怎樣的物質或活動（假設他們肯定會在生命的某一時刻接觸到這些物質或活動，而你寧願這是在你的監督下發生的）？

在閱讀本書的時候，可能你已經了解到很多關於物質使用的故事存在謬誤，有時候甚至會對人造成不良影響。身為父母，你的職責就是準備好關於藥物和成癮的故事，並自信地傳遞給你的孩子。一個健康的成癮故事應該是誠實且不引發恐懼的。讓人成癮的物質或活動並非不可言說、不可打敗的妖魔鬼怪，不是神祕莫測的怪物，不會像海妖誘惑水手自尋死路一樣，讓我們彌足深陷之中。人可能會對很多東西成癮，但那些東西本身並不一定會致癮。

你又該怎樣向孩子解釋這一點？考慮所有可能會被問到的東西：酒精、菸草、大麻、賭博、手機、食物、性和關係。你可以用

什麼樣的方式和孩子開誠布公地展開一場適合他年齡的對話？將你想討論的物質和活動列出一張清單，聚焦在你認為最緊迫的議題上。（可以回顧「在你所在的區域，和你孩子同一年齡層的兒童是否有常見的成癮問題？」的答案。）

3.培養保護因素

A. 反思：生命經歷

如第三章所述，那些有著充實和豐富人生的人很少會出現成癮問題。當你能夠強化生命前進之路，成癮就很難在你的人生中生根發芽，有任何立足之地。在這一部分，我們的目標是幫助你更清楚地了解，對你的家庭來說，什麼才是充實、豐富的人生。和所有前面要求你思考的內容一樣，每個家庭都有著屬於自己的不同答案。在某些家庭裡，充實的人生意味著有一份穩定的工作和屬於自己的家；在另一個家庭裡，可能意味著虔誠的宗教信仰；在其他家庭裡，可能意味著尋找並追隨自己的熱情。儘管一個人的看法決定他是否有快樂人生，但他的看法往往很大程度上會受到家庭與朋友的影響。你孩子的想法來自於你、他的朋友、教師、親戚和社區的觀點。如果你能很清楚地讓價值決定自己的行為，你的孩子也能夠讓價值幫助他作出人生的選擇。

這和完全依靠懲罰來控制孩子的行為截然不同。的確，規則和承擔後果在家庭中很重要，是防止孩子出現偏差行為的保護網，同時也允許保護因數繼續成長，在孩子學會基於自身價值觀選擇之前，它們能夠確保孩子是安全的。但是，規則和承擔後果無法教會孩子思考並作出選擇。

請注意，身教重於言教——儘管作為父母，你應該試著保持言

行一致。如果你希望孩子以符合你們價值觀的方式過有意義的人生，你就需要將這些積極的價值融入到你的行動與語言中。這意味著當孩子提出關於你與你人生的問題時，你要能以簡單明瞭的方式回答，並且解釋自己行為背後的原因。和孩子一起討論和思考這些問題很有幫助。將這些寫在紙上可以幫助你更聚焦於為自己和孩子建立一個有意義的人生，同樣也可以讓你組織好自己的語言，當需要教育孩子時可以脫口而出。

這不意味著你必須擁有所有問題的答案，只要你願意開放地和孩子一起思考並探索這些問題的答案就已經足夠了。幫助孩子成長的並不是具體的知識，而是飽含期待與興奮地面對全新體驗背後的未知和挑戰。當你的孩子問你一個問題，有時候你只能回答「我不知道」，這很正常。能夠和父母一起以健康的方式尊重這種不確定感，孩子就可以茁壯成長。對不確定感的尊重意味著對新奇體驗的享受、對學習新事物的自信，以及正念，或活在當下。

正念，或活在當下

- ●人們需要放開自我，才能注意到新奇事物和體驗帶來的樂趣，這讓他們活在當下，並能察覺到周遭處境。
- ●有能力去接納不確定性，留意讓日常活動變得有趣和不那麼無聊的新事物。
- ●孩子能夠注意到的東西越多，就越能夠投入、探索和理解一切，這也讓他們更能活在當下。
- ●當孩子能活在當下並與世界交流，他們必然會作出讓自己更健康和快樂的選擇。

追求目標是健康生活的基礎。積極的追求和成長心態能讓孩子意識到變化無所不在，負面的體驗或行為特質不會永恆不變。這樣的心態永遠是戰勝成癮的力量。

◆你重視的事物是什麼？

以下清單包括了很多事物、活動和目標。你會在意哪些？你怎麼知道自己是一個好人，生活過得不錯？看看你是不是能透過這些外在事物、活動或目標，找到背後一致的價值觀。可能你會作出一些艱難的選擇：自律地生活、照顧身邊的人、在所有事情上都竭盡全力、提倡和平與善良，或者活在當下。你可能會發現很多價值觀就是自己內心的呼喚。你需要知道自己的行為是否符合內心價值觀，才能了解該如何使用這些價值觀，教會你的孩子使用他們的價值觀，讓它們引導選擇。

請回顧「十二個預防成癮的價值觀」清單（第十二章），讓這些價值觀引導思考，幫助你找到自己的價值觀。

- ●目標
- ●成就感
- ●自我關照(自尊自愛)
- ●關照他人(同理／同情心)
- ●責任心
- ●覺察／正念
- ●冒險
- ●愉快與樂趣
- ●對社會、政治與宗教的責任感

●經濟能力

●效能感、才能與自主性

●成熟

◆你的孩子是否曾經看到你全情投入到讓你感到有成就感的事情中？

就像本書所說，戰勝成癮的關鍵就是去追求有意義的生活。你是否確定自己正在遵照內心的價值觀生活，並在追求對你來說有意義的生活？可能你的工作是有意義並能帶來成就感的，你的孩子知道這一點嗎？或者對你來說最重要的是你是一個值得交往的朋友，你付出時間與他人連結。

回答以下問題來確認你是否正在做對自己有意義的事情，這些行動有什麼價值，以及你的孩子到底有多了解這個過程。

●你的家庭能夠一起做什麼有意義的事情？

●你如何與他人以及自己的社群連結？

●你認為什麼是美好的人生？

●你感覺自己現在的人生是否美好？

●在孩子眼中，你如何活出自己的價值？

B. 行動
◆找到讓你的孩子感到成就感、掌控感或者被需要感的領域。 以不埋沒他們的方式，鼓勵或支援孩子在這些領域的發展。

如第四章所述，孩子想要可預測性，想要感到自己能夠影響身邊的世界。如果他們只能透過發脾氣和懲罰來獲得可預測性，他們就一定會以這樣的負面方式來回應一切。從另一方面來說，如果他

們感到自己在這個世界是有價值的（在前文若干練習的基礎上），
他們就可以從父母眼中看到，從而不需要再去尋找負面關注。就像
成人找到並追求生活的意義一樣，父母需要指導家庭支援孩子參與
有意義的活動。

●有什麼活動是你的孩子獨立完成的？

●怎樣的機會讓你的孩子作出有意義的選擇？

●你可以在哪些方面為孩子提供更多的選擇？

想一想你找到或可能存在的資源。如果你的孩子已經投入到一
些活動中，父母需要注意這些活動的特點，並了解這些活動是否可
能增強孩子的目標感和掌控感。如果你的孩子還沒有投入到任何活
動中，你可以思考做些什麼以支持孩子投入到一項恰當且合理的活
動中。

◆發展情緒詞彙

當孩子逐漸成熟之後，他們需要面對的挑戰之一就是情緒。是
什麼誘發了情緒？情緒究竟是怎麼一回事？應該如何表達情緒？一
個人應該以什麼方式去回應情緒？這些都是孩子需要學會的能力，
這項學習耗時耗力。你認為什麼是重要的，怎樣才是好人？美好生
活是什麼意思？你的價值觀是情緒學習過程的基礎，父母的職責之
一就是幫助孩子獲取理解這些東西的工具。

關於情緒有太多值得教的東西了。以下建議按情緒強度從弱到
強排序：討論電影或書籍中的人、事、物；在情緒變得過於激動的
時候現場處理情緒；在一個人（你或者你的孩子）很激動的時候處
理情緒；在兩人都很激動的時候處理情緒。

◆情緒教育和情緒學習的原則

1. **建立安全感。**如果人們都感到冷靜，並且可以和他人產生連結，他們就已經完成了第一步。當人們情緒激動，難以互相聆聽時，首先要做的事情就是重新建立連結並安撫彼此。作為父母，如果你感到不安或生氣，你可能需要給自己一點時間和空間去冷靜下來。你應該大聲說出自己的感受：「我現在很不理性。我需要一點時間找回自己。給我五分鐘讓我冷靜一下，我才能準備好和你一起解決這個問題。」如果你很冷靜，但你的孩子很激動，你可以擁抱他，表達你的同理，你可以說：「我很希望幫助到你，但你這麼大聲吼叫，讓我很難提供幫助。」

2. **貼標籤。**為情緒命名就像給情緒貼上了一個可識別的標籤，讓我們更容易理解自己的情緒。命名過程應該共享，目標是為情緒找到它的原因、感受和結果。擁有感受的個體成為這個命名標籤是否準確的審判官。但作為父母，你需要盡可能地接納孩子對你們雙方情緒的解釋。包含了原因、感受和結果的情緒命名例子可以是：「天啊，你剛才從腳踏車上摔下來了，看上去太可怕了！我很高興你過來擁抱了我！」這個情緒的原因是摔跤，感受是可怕，結果是過來尋求安慰和照顧。另一個例子是：「你的表情讓我感覺你很生氣，是嗎？發生什麼事？」聽到孩子解釋後你說：「哦，妹妹推了你，你覺得她是故意的，如果是這樣我也會很生氣！你後來選擇怎麼做？」

3. **建立連結。**無論有什麼樣的感受，你希望讓孩子（和你自己！）知道你們是同一戰線的，可以一起找到解決問題的方法。這同時包括了安全感與命名。在上面的例子中，當父母

説「這樣我也會很生氣」，就是一種連結的表達。這句話實際上就是在説：「我看到了你和你正在體驗的東西，我可以陪你一起感受。」

4. **知道該如何處理這樣的感受。** 你們是否需要一起解決一個問題，或者想像下一步應該做些什麼？還是上面這個例子，當父母發現孩子打了妹妹一拳之後，這裡的目標就是解決這個問題。情緒管理是逐漸習得的技巧，他們需要犯錯並提升的機會。這樣的過程能夠讓他們知道，錯誤意味著機會。父母可能會説：「哦，打人往往會帶來更多傷害和憤怒，你一定真的很生氣，才打妹妹一拳，也許下次你生氣的時候，我們可以一起想一些其他你可以做的事情。」

前面列出了排序的處理情緒步驟，但當你處在激烈的情緒中時，你可能會發現自己在不同的步驟間反復來回跳躍。當你和孩子討論某一部電影中的角色時（「那個角色太可悲了！你覺得是因為發生在他身上的事導致的嗎？你認為他應該做些什麼？」）你可以用更疏離的方式來幫助孩子學會管理自己的情緒。當兩個人都很難過的時候，你可能需要回到安全感、命名和連結中。有時候你的表達可能會讓孩子覺得你不理解他的感受，或者有時候孩子會讓你覺得他不理解你的感受！當情緒變得十分激動的時候，意味著你需要回到前面的步驟。這樣的過程讓人們能夠把錯誤看作機會，並意識到我們永遠可以成長與改變。

4.支持孩子的自然發展過程

目前，所有連結都是希望幫助你更了解孩子的世界和你自己的

價值觀。所有人都有核心的需求，就是能夠在這個世界上成為一個有能力的人，看到自己的影響力。因為你對孩子來說很重要，所以他會希望和你一起面對事情。你的孩子希望你能夠給予回應，當然更希望你以積極的方式回應，或者至少以一種他能夠預測的方式回應。

父母需要牢記一些關鍵的概念：**動機、自控、選擇、回饋和連結**。當你想要支援孩子的發展時，你的目標應該是為他們提供機會，去發展他們對這些概念的意識。

A. 反思：你的孩子究竟需要什麼？

有時候，孩子和你的控制感與權利爭奪，其實是他們努力嘗試找到動機、自控、選擇、獎賞和連結（見第四章）。回想最近你和孩子爭吵的細節。到底發生了什麼？接著，馬上又發生什麼事？你作了什麼回應？然後發生什麼事？嘗試站在孩子的立場上思考：孩子需要的動機、自制、選擇、獎賞和連結出現在哪裡？孩子的動力來源於何處？孩子是怎麼看待自己的自制力的？孩子擁有什麼選擇？從現實角度來說，面對這樣的情境，孩子覺得他有什麼樣的選擇？避免從成人的角度來看什麼是更好的選擇，以及這個情境中存在什麼更有意義的獎賞。請記住，任何可預測的回應（就算是「發潮的薯片」）都可能是一種獎賞。在這樣的交流中，孩子如何體驗你們之間的連結？

B. 行動：支持讓他們感到更好的選擇

發潮的薯片總比沒有薯片好，但如果有脆薯片，孩子還是會選擇脆薯片。當你了解孩子在當下最需要的東西，你的工作就是幫助他找到可以滿足需求且更具建設性的方法。如果這種方法讓孩子可

252

以獲取你或其他成人的積極關注，讓他感覺更好，他就會選擇這麼做。但是，你的孩子將會需要在你的幫助下去了解和選擇。一次性的體驗並不夠，實際上有時候你會發現孩子看上去很想控制與操控一切。這是因為這種新的可能讓他感到很不確定，且無法預測。你的孩子會想，「這是一個選擇嗎？還是一種錯覺？」你的孩子可能會變得焦慮或者感覺到不舒服，不確定你的新回應方式是否值得信賴。所以你必須持續以不同的方式與他交流，儘管一開始會顯得不太順利。當你的孩子感到不堪重負、不安或面對變化時，這種情況會再次出現，他會重新回到原來讓他感到確定的情境中。只要你能夠看到這對孩子來說是一種獲得可預測感與自控感的方式，你就會重新尋找其他滿足這樣需求的方式。

幾個不同但存在相關的領域（如兒童臨床工作領域、夫妻諮詢領域等）逐漸發現了類似的研究結果，即在關係中積極與消極交流的黃金比例為 5:1。這意味著對於每個消極交流，你需要至少用五個積極交流來讓關係回到平衡。有一點很關鍵，你不需要完美。你會盡你所能為孩子提供好的選擇和牢固的親子關係，但有時候你肯定會犯錯。這對每一位父母，甚至每個人來說都是成長的機會。這讓人們學習到在關係中犯錯並不可怕，你依然有機會挽回。當你與他人產生衝突或在教育孩子中犯錯時，你只需要努力尋找五個積極交流情境，來平衡這段關係。

5. 發展孩子的故事

正如前文所述，你的孩子希望對你有影響力，沒有任何一件事情比影響另一個人更能帶來個人動因與效能感。比這更有價值的，是你感覺能影響別人對你的觀感。作為父母，你對孩子的看法對他

來說可能是最重要的影響，所以你的孩子最希望影響你的觀點。我們通常會糾結於我們對孩子的期待：「我的孩子想彈鋼琴，我肯定！」或者對孩子的擔憂：「我的孩子會像我一樣不愛唸書。」而忘記孩子真實的模樣。但是，我們依然可以幫助孩子尋找自己人生的動人故事，讓他們感覺得到理解。

A. 反思：你和孩子之間已經存在什麼故事？

你已經描述了很多關於孩子的故事。一個好的故事能夠幫助和支持孩子發展，故事存在於關係之中，反映了孩子的動機，賦予孩子自制力，展現他們的自主選擇，澄清過程中的獎賞。

◆你為孩子貼上了什麼標籤？

這樣的標籤除了臨床診斷之外，還有會運動的、善良的、注意力分散的、喜歡搗蛋的等等。你認為這些標籤在多大程度上反映孩子的「真實」性格？你是否能夠回憶起證實這些標籤的例子？你是否記得孩子不符合這些標籤，或者說表現得很好的例子？

◆別人曾經給你貼過什麼樣讓你感到挫敗而且不準確的標籤？

有什麼標籤是你覺得有益或者讓你感到舒服的？為什麼？這些有益和令人挫敗的標籤之間有什麼差異？它們的真實性又有多少？

現在，嘗試思考你對以下兩個問題的答案：你認為有什麼標籤是對孩子有益的？有什麼標籤能夠幫助孩子成長？

B. 行動：為孩子發展一個真實的故事

你會用什麼詞來形容你的孩子？至少想出十個，並且盡量用積極或中性的詞。想一想第四章 DJ 的故事：查克花了一些時間以另外一種角度來看待 DJ，聚焦於 DJ 真實的樣子而非他犯下的錯誤。他發現 DJ 身上獨特的能力，並且利用這些能力幫助他與校園生活連結。花一些時間去思考陌生人眼中你的孩子可能是什麼樣的，還有一直以來你眼中孩子持續展現的特點。你的孩子有什麼特別之處？他身上的獨特之處如何幫助你的家庭？這些獨特之處又在哪些方面給孩子和身邊的人造成困難？嘗試站在孩子的角度理解，為什麼對他來說會如此困難。例如，把「她在家裡總是坐不住」換成「我沒法以我自己想要的方式活動」的理解方式。什麼樣的環境可以讓你幫助孩子解決面對的困難並挖掘自己的潛力？當這些環境改變時，孩子的故事會有什麼樣的變化？

◆年輕人使用藥物的真實情況

你和你的孩子會找到適合自己的成長方法，還有解決圍繞著藥物和任何其他物質成癮的問題。以下對我們本書所述主要內容的總結可能會對你有所幫助。

◆四個有關成癮的真相：

● 沒有人註定會成癮。

● 早年娛樂性藥物的使用可能會有不好甚至很糟糕的影響，但這樣的行為並非等同於成癮的終審判決書。

● 擺脫早年物質濫用問題的途徑是盡可能地擁抱並尋找生活帶來的回饋。

●給孩子貼上成癮者的標籤於事無補，我們不應該這麼做。

在藥物使用上堅持完全戒癮的文化理念，可能會讓我們無法與最需要交流的年輕人建立連結。在這個藥物無所不在的世界裡，一個更明智的問題不應該是「該如何讓孩子遠離藥物？」而是「該如何確保孩子安全，讓他們做好面對這個世界的準備？」

有些孩子會在未來接觸到藥物，對此我們不要恐慌。80% ～ 90% 的 12 ～ 17 歲孩子不會頻繁使用藥物，大多數孩子的藥物使用行為不會導致負面影響。如果我們希望減少藥物濫用問題，我們必須讓孩子清楚地知道一般藥物使用行為，與因為特定經歷而導致的負面藥物使用行為，以及偶爾使用和頻繁使用之間的巨大差異。

使用藥物並不意味著就是成癮，但當人們將自己的生活建立在藥物使用（或其他很多問題）上，造成生活各方面的不平衡時，他們就可能出現了成癮問題。讓孩子不受成癮傷害的最好方式是與孩子合作，當他們進入不同的成長階段時，要允許他們自己去探索。

我們需要理解，很多時候孩子的行為習慣是成長過程中合理的表現，可以從以下兩個角度考慮：

●有哪些跡象表明孩子在生活中的成功？

●又有哪些跡象表明孩子遇到了問題？

如果你確定自己的孩子有成癮問題，你可能需要回到第十四章的反成癮策略，以及附錄 C 中我們在生命歷程項目中使用的干預方法。

Memo

附錄 C：生命歷程專案／家庭專案

斯坦頓和查克合作創立生命歷程項目（LPP），它以價值觀、目標、技能、人際關係、社群、意義、責任感、成熟為核心工作理念，是一個非 12 步驟戒癮法的線上成癮治療專案，為人們提供了一個除 12 步驟戒癮法與 AA 之外的便捷治療選擇。

斯坦頓以過往工作為基礎發展出生命歷程專案，這個項目已經在 CARF 認證的著名住院成癮康復機構推行。現在，LPP 已經向全世界開放，人們可以完全以線上的形式參與，透過影片、閱讀材料、訪客經驗、反思提問和持續性寫作的方式，幫助訪客探索過去的選擇和可施行的改變——一切都在線上指導者和影片諮詢的支援下進行。

——項目基礎——

1. **顧名思義，生命歷程專案的工作理念，就是希望能夠透過提高人們關鍵的生活領域**（健康、家庭、目標和社區），**來改善成癮問題**（見第二、十一章）。

2. **LPP 不會使用任何「成癮者」或「成癮」標籤**（見第六、七章），而是幫助人們探索自己負面行為（成癮）背後的原因（「為什麼你會喝酒、嗑藥或建立不健康的親密關係」）。

3. **LPP 是以訪客為中心、非指導性且非評判性的**（與 AA 不同，見第十一章），它接納並幫助人們真實看待自己與自身的處境，唯一能改變和掌控訪客的，是他們自己。

4. **LPP 是一個強調自主性的項目**（見第二、十一章），不認為訪客生病了、有障礙或不誠實，而是認為訪客有能力控制

並改變自己的人生。

5. **LPP 使用遞減法治療項目**（見第九章）。LPP 接受人們在物質使用上的不同目標，無論是完全戒癮，還是適當使用。（況且，在性、愛、進食等領域，完全戒絕使用是不可能的。）

6. **人們可以在家裡和日常生活中參與 LPP 專案**，不需要脫離已有的生活與人際關係來接受幫助、改善生活。

——項目框架——

◆ 8 個模組

LPP 有 8 個讀寫模組，包括影片與閱讀材料，其中有超過 50 個寫作練習，主要是幫助訪客思考自己的生活，如他們的情緒與生活處境，具體如下：

● 自我反思——恢復你的健康／成癮史

● 價值觀——爲你最重要的價值排序

● 動機——讓想法轉變爲行爲

● 獎賞——讓改變成眞的原因

● 資源——你已經擁有的東西，還有你需要進一步發展的技巧

● 支持——尋找你身邊的支持

● 成熟——發現內心成熟的自己

● 更遠大的目標——目標，目標，目標（見第十三章）

◆教練

●訪客將與一位接受過培訓和有經驗的成癮專業人士共同工作（教練性別可以選擇），教練會對訪客提交的練習作出回饋，為他們提供建議和指導。

●訪客透過網路電話或視訊與教練進行一對一的會談

——LPP的理念——

◆對成癮的定義

成癮是一個過程：

●個體為了滿足情緒與自我的需要，沉浸到一種體驗之中。

●這樣的體驗造成負面影響，讓人難以平衡地生活。

●儘管有著負面影響，個體會越發依賴這種活動或體驗帶來的快感。

成癮**不是**一種疾病：

對成癮的非病理性理解讓我們不再關注成癮的化學致病原因，並不是特定的化學分子讓我們的大腦陷入了成癮狀態，真正導致成癮的，是人們嘗試用藥物、酒精或任何沉浸式體驗，來解決焦慮或抑鬱等情緒問題，並自我欺騙、說服自己這樣做是有價值的，說服自己能掌控自己的生活。

成癮**是**一個生命的過程：

成癮就是人們透過沉浸到特定體驗中來面對自己的生活。

人們對特定體驗（而不是特定藥物）的成癮：

導致成癮的不是成癮的對象，而是他們與生活、人際關係和自身感受的互動方式。

◆成癮問題的解決方法

LPP 讓人們能夠提升生活空間與滿意度——尋找成癮背後的需求，並發現滿足這些需求的更好資源，以日常且非成癮性的方式來滿足這些需求。LPP 幫助人們辨識成癮背後的需求，並尋找其他能帶來快樂的體驗代替成癮體驗。

◆ LPP 的選擇

LPP 幫助人們探索成癮的體驗，大多數訪客認為他們的問題與藥物、酒精或其他特定沉浸式體驗相關，他們可以從以下項目中選擇：酒精、藥物、食物、性、色情作品、賭博、愛與關係等。

最後，LPP 提供的家庭專案支持這樣的兒童與家庭。

◆生命歷程家庭專案

查克在斯坦頓的生命歷程專案中開發了子專案：生命歷程家庭專案（Life Process Family Program，簡稱 LPFP），為那些有發展問題、行為問題與成癮問題孩子的家庭提供重要資源和即時支援。

◆緣由

LPFP 幫助父母與其他照料者發展為自己、孩子和整個家庭作出積極決定的能力，包括成癮問題上的決定——可能孩子在外面會喝酒、抽菸、嗑藥、亂吃東西、對色情作品成癮、沉迷於社交媒體或電子遊戲，或有著不健康的人際關係。有這些問題的孩子可能會對特定藥物、活動或人出現過度投入，並因此導致他們無法正常生活，如交友、外出運動還有完成學業，這些都是 LPFP 的工作內容。

◆願景

LPFP 希望在照料者與兒童之間建立有建設性的合作關係。受過培訓和有經驗的 LPP 家庭與成癮教練，將幫助照料者培養孩子身上的積極特性，同時避免無效或者有害的批評與懲罰。

◆目標

家人常常告訴孩子，成癮是一種疾病，他們必須接受藥物治療，或者參加以終身戒癮為目標的支援團體。人們從學校、媒體、政府機構和治療者那裡接收到這樣的資訊。但實際上戒癮通常並不可能，尤其是購物成癮、賭博成癮、愛與性癮、社交成癮、電子產品與遊戲成癮中。對一個年輕人來說，酒精或藥物的終身戒癮也是不太現實的。

成癮並不是終身判決，大多數讓年輕人或者孩子感覺到不堪負荷的東西，在他們逐漸長大、成熟，並且有更確定的自我意識之後會變得不那麼艱難。LPFP 的參與者會學習如何以合作的方式幫助沉迷於藥物、食物、關係或電子產品的孩子，這意味著並不需要將這些東西完全從孩子的生活中剝離。如果孩子處在危險的情境，穩定他的情況才是重中之重，而非馬上戒癮，這也是 LPFP 嘗試幫助家庭工作的目標。孩子成癮行為的任何生活改善背後，實際上隱藏著目標、成就與投入、溝通、人際關係、自我滿足與自信心、成熟與對自己負責等方面的改善。

◆工作理念

成癮並非藥物造成的。它代表著個體完整的生活，與生活不可分割，而且我們無法將任何形式的成癮與個體所在的家庭分割看

262

待。告訴孩子他們無力掌控成癮，只會讓他們持續這樣的行為，而父母只能被動地接受，雙方都無法為他們的生活與成癮負責。與此不同，LPFP 的訪客學會了如何溝通與合作，在愛與陪伴中生活。

這不意味著成人需要為孩子的成癮負責，但他們的確是成癮的一部分，同樣受到成癮的影響。父母與孩子一起創造了家庭的情緒狀態、溝通方式、負責任的態度、共同的目標和孩子的成熟。LPFP 就是針對這些成癮中的關鍵因素工作。

LPFP 不僅僅是答題和閱讀理解，參與這個項目意味著整個家庭的投入。當然，有時候孩子的問題行為出現得太早，導致孩子無法直接參與。但正常情況下，他們至少都能回答問題和做練習的年齡，或者至少能夠對父母的提問與建議作出回應。當孩子太過年幼而沒有能力作出回應時，父母可以透過孩子能理解的方式來溝通，並參與成癮與康復過程。

◆比較 LPFP 和其他項目

還有很多其他幫助家庭面對成癮問題的項目。其中，最著名的就是我們在第九章中引用的 CRAFT 項目，我們在附錄 D 會詳細推薦。LPFP 和 CRAFT 有著相似的價值觀，包括重視與孩子的合作而不是依靠懲罰。但是，LPFT 與 CRAFT（其他項目）仍有關鍵性差異。

CRAFT	LPFP
關注孩子的藥物使用和成癮問題，同時保護其他家庭成員	認為孩子的藥物使用問題、家庭互動和健康是一體的
有害的藥物和酒精使用是青少年問題行為的根源	認為青少年行為出現問題，是由於無法適應當下情境對他們的要求
最終目標是說服兒童或家庭成員考慮接受治療	讓孩子以更有彈性且合作的方式制定和完成目標，解決遇到的問題，孩子與父母都能夠因此繼續成長前行
藥物和酒精治療將幫助孩子學會以更安全、更有成就感的方式生活	成癮是個人發展過程中走的彎路，孩子可以學習技能、找到動力和獲取資源，且不需要離開他們正常的家庭環境

附錄 D：額外資源

我們有些猶豫是否應該向孩子及其家庭推薦任何成癮治療專案。因為很不幸，美國許多成癮治療項目與支持小組都以疾病模式為依據，所以也具有本書提到的很多缺點和不足之處。正如我們所言，疾病模式對於成癮的預防和治療都可能造成反效果——對孩子來說尤其如此。

我們更推薦孩子和家庭去尋找焦點解決機構，而不是成癮相關機構。我們認為，比起那些關注兒童或家庭成癮疾病的專案，那些運用問題解決、危害遞減法、自我效能和自我控制理念的專案能提供更好的支援。

幸運的是，有一些團體使用強調家庭和兒童自主力的方式來幫助他們敘述人生故事（這些團體幾乎從不為自己貼上成癮治療團體的標籤）。以下我們推薦的項目都融入了這些理念，都嘗試改善心理發展過程，注重成長的不同階段，幫助人們獲得平衡，最終走向沒有成癮的生活。

斯坦頓一直以來都在自己著書的附錄中推薦很多相關資源，如果你沒有在我們的清單中找到你需要的資源，你也可以在他的網站中獲得更多、更全面的資源列表（http://www.peele.net）。

你也可以在查克的播客節目（podcast）《社會交換》（The Social Exchange）（http://www.thesocialexchange.libsyn.com） 中找到最新的可靠資源。查克會根據聽眾的回饋調整節目內容，每一期他都會採訪一位專家（通常為一位有名的研究者或作家），並為聽眾提供實際且最新的建議。

◆羅斯・格林的平衡生活

http://www.livesinthebalance.org

平衡生活是一個由臨床兒童心理學家和《暴躁的孩子》作者羅斯・格林博士創立的非營利性組織。這個教育專案為家長和教育者提供支援，在合作與積極解決方案（collaborative & proactive solutions，簡稱 CPS）理論模式的基礎上幫助孩子成長，這個項目確保所有相關方能互相聆聽，讓每一個涉及個體的渴望與需求得到尊重與實現。這個網站為人們提供了用戶友好的指導，並鼓勵人們用合作的方式幫助兒童。

◆菲茨傑拉德機構

https://www.thefitzgeraldinstitute.org

這是一個為父母與教育者提供親子與教育培訓專案的機構，由《互動之舞》作者雅尼娜・菲茨傑拉德創立。雅尼娜和女兒愛琳・富爾尼耶（Erin Fournier）在全美（乃至全世界）幫助家庭、學校和社區支持孩子成長。更重要的是，他們為孩子提供培訓，幫助他們成為合作夥伴的一員。

在藥物與酒精相關的成癮治療中，我們推薦以下機構：

◆社區強化與家庭培訓

http://www.robertjmeyersphd.com

CRAFT 為個體與家庭成員提供了面對成癮問題的工作框架（如第三章所述）。羅伯特・邁爾斯（Robert Meyers）博士在《幫助你所愛之人走出成癮》（*Get Your Loved One Sober*）中引入 CRAFT 概

念，讓人們可以不用抱怨、懇求和威脅的方式，去幫助自己在乎的人。

◆動機與改變中心

http://motivationandchange.com

動機與改變中心（Center for Motivation and Change，簡稱 CMC）拓展了 CRAFT 工作框架，人們可以在 CMC 創立者的《超越成癮：科學與善意如何幫助人們改變》（*Beyond Addiction: How Science and Kindness Help People Change*）中了解該中心的工作理念（作者為凱莉·威爾肯斯 Carrie Wilkens，傑佛瑞·福特 Jeffrey Foote，尼克·科桑克 Nicole Kosanke，史蒂芬妮·希格斯 Stephanie Higgs）。CMC 同時提供住院與門診治療，主要使用動機訪談技術來治療物質濫用與行為成癮問題，在理念中接納人們有能力作出永久性的改變。

◆危害遞減治療中心

http://www.sfcenter.org

危害遞減治療中心是由派特·丹寧（Patt Denning）和珍奈·利特爾（Jeannie Little）創立的機構，從很多方面來說，該中心是成癮者危害遞減心理治療領域的先驅，且一直以來都是舊金山灣區提供高品質個人與團體治療的傑出機構。

◆合理藥物政策家庭協會

http://fsdp.org

合理藥物政策家庭協會（Families for Sensible Drug Policy，簡

稱 FSDP）是一個由不同家庭、專業人士與組織共同組成的全球聯合協會，它代表所有受到現有藥物政策與藥物成癮影響的家庭。FSDP 為家庭提供科普教育，並鼓勵人們在科學、同理、公共衛生與人權的基礎上為家庭提供全面的關照與漸進式的解決方案。它透過與相關人士合作，推進全面公共衛生策略、最佳醫療保險政策、基於現實的科普教育，以及家庭友好的藥物政策改革。

◆美好生活中心

http://centerforoptimalliving.com/

美好生活中心由塔塔斯基博士創立，這是一個位於紐約市的門診危害遞減治療中心，為遇到物質濫用或其他成癮問題，還有各類心理健康問題的人提供個體與家庭治療。該中心協助來訪者根據自身問題、目標與選擇來制定不同的康復目標，以同理心、合作與自主性作為工作理念，來促進來訪者的積極改變。

◆實際康復中心

http://www.practicalrecovery.com

位於聖地牙哥市的實際康復中心由霍瓦特博士創立，它為來訪者提供非病理性、個人定制化的危害遞減治療，主要聚焦於幫助來訪者建立更有意義的生活。實際康復中心為當地來訪者與國際來訪者提供創新的治療方法，即客製化強化門診治療專案（individualized intensive outpatient program，簡稱 IIOP）。

◆聖・祖德靜修中心 / 自由模式

https://www.soberforever.net

聖・祖德靜修中心是一個包括住院與門診的治療專案，它運用非病理性的自由模式治療法，主要聚焦於幫助人們遠離成癮與酗酒行為，並幫助人們擁有完全自由的意識。

參考文獻

引言: 為什麼要寫這本書？

Stanton Peele. https://www.amazon.com/Stanton-Peele/e/B000APH1ZW
More susceptible to addiction. Maia Szalavitz, "The social life of opioids: New studies strengthen the ties between loss, pain, and drug use," Scientific American, September 18, 2017. https://www.scientificamerican.com/article/the-social-life-of-opioids/
but incorrect. Marc Lewis, "Why the disease definition of addiction does far more harm than good," Scientific American, February 9, 2018. https://blogs.scientificamerican.com/observations/why-the-disease-definition-of-addiction-does-far-more-harm-than-good/
is commonplace. Gene Heyman, "Quitting drugs: Quantitative and qualitative features," Annual Review of Clinical Psychology, Vol. 9:29-59, March 2013. http://www.annualreviews.org/doi/abs/10.1146/annurev-clinpsy-032511-143041

1. 成癮是一段發展過程

Stanton Peele and Archie Brodsky, Love and Addiction. New York: Taplinger, 1975; Watertown, MA: Broadrow Publications, 2014.
Vietnam Veterans Three Years After Vietnam: How our study changed our view of heroin. Lee Robins, John Helzer, Michie Hesselbrock, and Eric Wish, "Vietnam Veterans three years after Vietnam: How our study changed our view of heroin," Problems of Drug Dependence (Proceedings of the Thirty-Ninth Annual Scientific Meeting of the Committee on Problems of Drug Dependence), 1977. https://onlinelibrary.wiley.com/doi/full/10.1111/j.1521-0391.2010.00046.x
Vietnam Veterans' Rapid Recovery from Heroin Addiction: A fluke or normal expectation?" Lee Robins, "Vietnam Veterans' rapid recovery from heroin addiction: A fluke or normal expectation," Addiction, Vol. 88: 1041-1054, 1993. http://www.rkp.wustl.edu/veslit/robinsaddiction1993.pdf
following message. Douglas Quenqua, "Rethinking addiction's roots, and its treatment," New York Times, July 10, 2011. https://www.nytimes.com/2011/07/11/health/11addictions.html
415 scientific reports of recovery. William White, Recovery/Remission from Substance Use Disorders: An analysis of reported outcomes in 415 scientific reports. Philadelphia: Philadelphia Department of Behavioral Health and Intellectual Disability Services and the Great Lakes Addiction Technology Transfer Center, 2012. http://www.williamwhitepapers.com/pr/file_download.php?fn=2012+Recovery-Remission+from+Substance+Use+DisordersFinal&ext=pdf
research found. Catalina Lopez-Qunitera, D.S. Hasin, J. de los Cobos, A.

Pines, S. Wang, B.F. Grant, and C. Blanco, "Probability and predictors of remission from life-time nicotine, alcohol, cannabis or cocaine dependence: Results from National Epidemiological Survey on Alcohol and Related Conditions," Addiction, 2011 Mar; Vol. 106(3): 657–669. https://www.ncbi.nlm. nih.gov/pmc/articles/PMC3227547/
In a separate analysis. C. Blanco, R. Secades-Villa, O. Garcia-Rodriguez, M. Labrador-Mendez, S. Wang, and R.P. Schwartz, "Probability and predictors of remission from lifetime prescription drug use disorders: Results from the National Epidemiologic Survey on Alcohol and Related Conditions," Journal of Psychiatric Research, Vol. 47: 42-49, 2012. https://www.ncbi.nlm.nih.gov/ pubmed/22985744
Maia Szalavitz asked. Maia Szalavitz, "Most people with addiction simply grow out of it: Why Is this widely denied?" Pacific Standard, October 1, 2014. https://psmag.com/social-justice/people-addiction-simply-grow-widely-denied-91605
Szalavitz emphasizes the treatment solution. Maia Szalavitz, "Addiction doesn't always last a lifetime," New York Times, August 31, 2018. https://www. nytimes.com/2018/08/31/opinion/addiction-recovery-survivors.html
(fn) a list. Ruth Fowler, "10 people revolutionizing how we study addiction and recovery," The Atlantic, October 6, 2011. https://www.theatlantic. com/health/archive/2011/10/10-people-revolutionizing-how-we-study-addiction-and-recovery/246202/
quit a "massive" cocaine habit. "Mets Hernandez admits 'massive' cocaine habit," Los Angeles Times, September 6, 1985. http://articles.latimes. com/1985-09-06/news/mn-23679_1_keith-hernandez
ordinary developmental process. Marc Lewis, "Addiction and the brain: Development,
not disease," Neuroethics, Vol. 10(1): 7-18. https://link.springer.com/article/10.1007/s12152-016-9293-4
now drinks alcohol moderately. Maia Szalavitz, "It's time to reclaim the word 'recovery'," Addiction Treatment Forum, December 22, 2014. http://atforum.com/2014/12/its-time-to-reclaim-the-word-recovery-by-maiaszalavitz/
Stanton Peele and Ilse Thompson, Recover! An empowering program to help you stop thinking like an addict and reclaim your life. Boston, Lifelong Books, 2015.
"A Really Good Thing Happening in America." David Brooks, "A really good thing happening in America: A strategy for community problem-solving does an extraordinary job at restoring our social fabric," New York Times, October 18, 2018. https://www.nytimes.com/2018/10/08/opinion/collective-impact-community-civic-architecture.amp.html
childhood adversity measures. Stanton Peele and Alan Cudmore, "The seductive (but dangerous) allure of Gabor Mat.," Psychology Today Blogs, December

5, 2011.
https://psychologytoday.com/blog/addiction-in-society/201112/the-seductive-dangerous-allure-gabor-mat
Angela Duckworth, Grit: The power of passion and perseverance. New York: Scribner, 2016.
who go to leading colleges. Benoit Denizet-Lewis, "Why are more American teenagers than ever suffering from severe anxiety?" The New York Times Magazine, October 11, 2017.
https://www.nytimes.com/2017/10/11/magazine/why-are-more-american-teenagers-than-ever-suffering-from-severe-anxiety.amp.html
Maia Szalavitz has pointed out, "Addictions are harder to kick when you're poor: Here's why," The Guardian, June 1, 2016. https://www.theguardian.com/commentisfree/2016/jun/01/drug-addiction-income-inequality-impacts-recovery

2.成癮經歷

recognized by the American psychiatric establishment. Stanton Peele, "Addiction in society: Blinded by biochemistry," Psychology Today, June 9, 2016.
https://www.psychologytoday.com/articles/201009/addiction-in-society-blinded-biochemistry
does not lead to addiction. Elly Vintiadis, "Is addiction a disease? The current medical consensus may very well be wrong." Scientific American Blogs, November 8, 2017. https://blogs.scientificamerican.com/observations/is-addiction-a-disease/
David Courtwright, Dark Paradise: A history of opiate addiction in America. Cambridge, MA: Harvard University Press, 1982.
Virginia Berridge, Opium and the People: Opiate use and policy in 19th and early 20th century Britain (rev. ed.). London: Free Association Books, 1998.
(fn) "Is Addiction a Disease? The current medical consensus about addiction may well be wrong." Elly Vintiadis, "Is addiction a disease? The current medical consensus may very well be wrong." Scientific American Blogs, November 8, 2017.
https://blogs.scientificamerican.com/observations/is-addiction-a-disease/
"People Are Dying Because of Ignorance, Not Because of Opioids." Carl Hart, "People are dying because of ignorance, not opioids," Scientific American, November 1, 2017.
https://www.scientificamerican.com/article/people-are-dying-because-of-ignorance-not-because-of-opioids/
"The Social Life of Opioids: New studies strengthen ties between loss, pain and drug use." Maia Szalavitz, "The social life of opioids: New studies strengthen the ties between loss, pain and drug use." Scientific American, September 18, 2017.

https://www.scientificamerican.com/article/the-social-life-of-opioids/
"Why the Disease Definition of Addiction Does Far More Harm than Good."
Marc Lewis, "Why the disease definition of addiction does far more harm
than good," Scientific American, February 9, 2018.
https://blogs.scientificamerican.com/observations/why-the-disease-definition-
of-addiction-does-far-more-harm-than-good/
Stanton noted at the time. Stanton Peele, "Prince' s death and the opioid
addiction/
overdose myth," Psychology Today Blogs, June 26, 2016. https://www.
psychologytoday.com/us/blog/addiction-in-society/201606/princes-deathand-
the-opioid-addictionoverdose-myth
opioid hysteria websites. opioids.thetruth.com
published a critique. J.V. Pergolizzi, R.B. Raffa, G. Zampogna, et al., "Editorial:
Comments and suggestions from pain specialists regarding the CDC' s
proposed opioid guidelines," PAIN Practice, September 7, 2016.
http://onlinelibrary.wiley.com/wol1/doi/10.1111/papr.12475/full
extended study of prescribed opioid users. "Postsurgical prescriptions of opioid
naiÅNve patients and association with overdose and misuse: Retrospective
cohort study," BMJ 2018:j5790. http://www.bmj.com/content/360/bmj.j5790
Marcia Angell. Marcia Angell, "Opioid nation," NYRB, December 6, 2018.
https://www.nybooks.com/articles/2018/12/06/opioid-nation/
don' t become addicted. Paul Hayes, "Many people use drugs—but here' s why
most don' t become addicts," The Conversation, January 8, 2015. http://www.
iflscience.com/health-and-medicine/many-people-use-drugs-here-s-whymost-
don-t-become-addicts/
Survey depicts a day in a drug user' s life, and it' s pretty normal. Chloe Aiello,
"Survey depicts a day in a drug user' s life, and it' s pretty normal," Cnbc.com,
December 29, 2017.
https://www.cnbc.com/amp/2017/12/29/survey-depicts-a-day-in-an-drug-users-
life-and-its-pretty-normal.html
2016 National Survey on Drug Use and Health. R. Ahrnsbrak, J. Bose, S.L.
Hedden, et al., Key Substance Use and Mental Health Indicators in the United
States: Results from the 2016 National Survey on Drug Use and Health. Rockville,
MD: Substance Abuse and Mental Health Services Administration,
2017. https://www.samhsa.gov/data/sites/default/files/NSDUH-FFR1-2016/
NSDUH-FFR1-2016.htm
shown not to work. Scott Lilienfeld and Hal Arkowitz, "Why 'just say no'
doesn' t work: A popular program for preventing teen drug use does not
help," Scientific American, January 1, 2014. https://www.scientificamerican.
com/article/why-just-say-no-doesnt-work/
Stanton Peele, Archie Brodsky, and Mary Arnold, The Truth About Addiction
and Recovery, New York: Simon & Schuster, 1991.
Stanton Peele, 7 Tools To Beat Addiction. New York: Three Rivers Press, 2004.

Stanton Peele and Ilse Thompson, Recover!: An empowering program to help you stop thinking like an addict and reclaim your life. Berkeley, CA: Da Capo Press, 2014.

Michael Pollan, How To Change Your Mind. New York: Penguin, 2018.

what concerned him. Michael Pollan, "My adventures with the trip doctors," New York Times Magazine, May 15, 2018. https://www.nytimes.com/interactive/2018/05/15/magazine/health-issue-my-adventures-with-hallucinogenic-drugs-medicine.html

far more typical on the margins of society. Stanton Peele, "Why liberals love the disease theory of addiction, by a liberal who hates it," Pacific Standard, September 26, 2014. https://psmag.com/social-justice/liberals-love-disease-theory-addiction-liberal-hates-91098

McGovern said. Rhoda Fukushima, "The life and death of George McGovern's daughter," Chicago Tribune, June 24, 1996. http://articles.chicagotribune.com/1996-06-24/features/9606240120_1_alcoholism-relapses-death

52 such deaths per 100,000 in 2016. Centers for Disease Control and Prevention, Drug overdose death data. Washington, DC: Department of Health and Human Services, 2017. https://www.cdc.gov/drugoverdose/data/statedeaths.html

identifying every one of these opioid deaths. Brianna Ehley, "The immigrant doctor who's solving West Virginia's opioid crisis," Politico Magazine, May 2, 2018. https://www.politico.com/magazine/story/2018/05/02/west-virginia-opioids-immigrant-doctor-solution-218118

among middle-age male users. SciPol, "The opioid crisis is surging in black urban communities," SciPol (Duke University), March 9, 2018. http://scipol.duke.edu/content/opioid-crisis-surging-black-urban-communities

critic. Marcia Angell, "Drug companies & doctors: A story of corruption." New York Review of Books, January 15, 2009. https://www.nybooks.com/articles/2009/01/15/drug-companies-doctorsa-story-of-corruption/

Opioid Nation. Marcia Angell, "Opioid nation," New York Review of Books, December 6, 2018. https://www.nybooks.com/articles/2018/12/06/opioid-nation/

Chris McGreal, American Overdose: The opioid crisis in three acts. New York: Hachette, 2018.

aversion to pain. Stanton Peele, "Why do we now have a prescription drug use problem?" Huffington Post, May 30, 2011. https://www.huffpost.com/entry/why-do-we-now-have-a-pres_b_858687?ec_carp=602228221496122974

Carl Hart, High Price: A neuroscientist's journey of self-discovery that challenges everything you know about drugs and society. New York: Harper, 2013.

wet housing. Susan E. Collins, Seema L. Clifasefi, Elizabeth A. Dana, et al., "Where harm reduction meets housing first: Exploring alcohol's role in a project-based housing first setting," International Journal of Drug Policy,

23(2): 111-119, 2012.
https://www.ncbi.nlm.nih.gov/pmc/articles/PMC3726334/
in Time by Maia Szalavitz. Maia Szalavitz, "The wet house: Homeless people
with alcoholism drink less when booze is allowed," Time, January 20, 2012.
http://healthland.time.com/2012/01/20/the-wet-house-homeless-people-
withalcoholism-
drink-less-when-booze-is-allowed/
interviews with the residents and staff. Collins et al.
https://www.ncbi.nlm.nih.gov/pmc/articles/PMC3726334/

3.豐富生活經驗
remarkable discovery. Gene Heyman, "Quitting drugs: Quantitative and
qualitative features," Annual Review of Clinical Psychology, 9:29-59, 2013.
https://www.annualreviews.org/doi/abs/10.1146/annurev-clinpsy-
032511-143041
according to Liz Phair. Liz Phair, "Stray cat blues," New York Times, November
4, 2010. https://www.nytimes.com/2010/11/14/books/review/Phair-t.html
He described. "Ask Keith Richards: Do you still enjoy playing old songs?"
YouTube, https://www.youtube.com/watch?v=GNTdj09LSzU&app=desktop.
Wikipedia biography. Wikipedia, "Richard Harris." https://en.m.wikipedia.
org/wiki/Richard_Harris
Stanton Peele, Archie Brodsky, and Mary Arnold, The Truth About Addiction
and Recovery. New York: Simon & Schuster, 1991.
Stanton Peele, 7 Tools To Beat Addiction. New York: Three Rivers Press, 2004.
online version. Life Process Program. www.lifeprocessprogram.com

4.兒童的生命歷程
Ross Greene, The Explosive Child. New York: Harper Paperback, 2014.
According to Greene. "Kids do well if they can." http://www.informationchildren.
com/kids-do-well-if-they-can/
Rudolph Dreikurs, A New Approach to Discipline. New York: Dutton, 1990.
Leon Vygotsky, Mind in Society: The development of higher psychological
processes. Cambridge, MA: Harvard University Press, 1978.
zone of proximal development. B.G. Lyons, "Defining a child' s zone of proximal
development," American Journal of Occupational Therapy, 38:446-51,
1984. https://www.ncbi.nlm.nih.gov/pubmed/6465269

5.兒童與成癮
2016 National Survey on Drug Use and Health. Center for Behavioral Health
Statistics and Quality, Results from the 2016 National Survey on Drug Use and
Health: Detailed Tables. Rockville, MD: SAMHSA, 2017. https://www.samhsa.
gov/data/sites/default/files/NSDUH-DetTabs-2016/NSDUH-DetTabs-2016.pdf
she confessed. "Barrymore: 'I' m not sober,' " World Entertainment News

Network,
September 24, 2009. https://m.chron.com/entertainment/article/Barrymore-
I-m-not-sober-1749954.php

dark and fearful place. Today, "Drew Barrymore: I was in a 'dark and fearful
place' before Santa Clarita Diet,' " Today.com. https://www.today.com/video/
drew-barrymore-i-was-in-a-dark-and-fearful-place-before-santa-clarita-diet-
1193547843720

Childhood Drug Addiction: Drew Barrymore. Orchid Recovery Center,
"Childhood drug addiction: Drew Barrymore," Orchidrecoverycenter.com,
November 24, 2008. http://www.orchidrecoverycenter.com/blog/childhood-
drug-addiction-drew-barrymore/

Psychology Today. Stanton Peele, "Drew Barrymore: Sober winemaking
newlywed," Psychologytoday.com, June 5, 2012. https://www.psychologytoday.
com/blog/addiction-in-society/201206/drew-barrymore-sober-winemaking-
newlywed

continue drinking. Stanton Peele, "United States changes its mind on addiction—
It's not a chronic brain disease after all." Lifeprocessprogram.com,
November 20, 2009. http://www.peele.net/blog/091120.html

U.S. Surgeons General. Stanton Peele, "The solution to the opioid crisis,"
Psychologytoday.com, May 16, 2017. https://www.psychologytoday.com/blog/
addiction-in-society/201703/the-solution-the-opioid-crisis

gaming addiction was classified as a disorder. World Health Organization,
"Gaming disorder," Who.int, September 2018. https://www.who.int/features/
qa/gaming-disorder/en/

6.疾病、失調和自我實現的預言

Maia Szalavitz, Unbroken Brain. New York: Picador, 2017.

Marc Lewis, The Biology of Desire: Why addiction is not a disease. New York:
PublicAffairs, 2016.

Surgeon General's 2016 Report on the opioid crisis. Stanton Peele, "The solution
to the opioid crisis," Psychologytoday.com, May 16, 2017. https://www.
psychologytoday.com/blog/addiction-in-society/201703/the-solution-the-opioid-
crisis

Marc Lewis. Marc Lewis, "Why the disease definition of addiction does far
more harm than good," ScientificAmerican.com, February 9, 2018. https://
blogs.scientificamerican.com/observations/why-the-disease-definition-of-addiction-
does-far-more-harm-than-good/

Stanton. Stanton Peele, "Open letter to Nora Volkow," peele.net, April 6,
2008. https://www.peele.net/blog/080406.html

2018 addiction series. PBS, NOVA: Addiction, October 17, 2018. https://www.
pbs.org/wgbh/nova/video/addiction

"Dealing with Addiction." PBS, Dealing with Addiction, December 20, 2017.
https://www.pbs.org/wgbh/nova/video/addiction

opioid deaths—both painkillers and heroin—topped record levels yet again. NIDA, Overdose Death Rates, August, 2018. https://www.drugabuse.gov/related-topics/trends-statistics/overdose-death-rates

Number of prescriptions for opioid painkillers drops dramatically in U.S. NBC News, "Number of prescriptions for opioid painkillers drops dramatically in U.S.," April 20, 2018. https://www.nbcnews.com/health/health-news/number-prescriptions-opioid-painkillers-drops-dramatically-u-s-n867791

opioid OD deaths still rose. CNBC, "West Virginia dispensed 31 million fewer pills—but opioid OD deaths still rose," January 22, 2018. https://www.cnbc.com/amp/2018/01/22/west-virginia-saw-drop-in-opioid-painkillers-prescribed-deaths-rose.html

"Why Our Drug Epidemic Is Worse than Ever." Stanton Peele, "Our drug epidemic is worse than ever," Psychologytoday.com, January 5, 2017. https://www.psychologytoday.com/us/blog/addiction-in-society/201706/our-drugdeath-epidemic-is-worse-ever

"Why the Future is Always on Your Mind." Martin Seligman and John Tierney, "We aren't built to live in the moment," New York Times, May 19, 2017. https://www.nytimes.com/2017/05/19/opinion/sunday/why-the-future-is-always-on-your-mind.amp.html

diagnosed with ADHD and medicated increased by over 40 percent. Susanna Visser and Stephen Blumberg, "Trends in the parent-report of health care provider-diagnosed and medicated ADHD," Journal of the American Academy of Child & Adolescent Psychiatry, 53:34-46, 2014. https://www.sciencedirect.com/science/article/abs/pii/S0890856713005947

due to dopamine deficiencies in the brain. Ellen Littman, "Typical ADHD behaviors: Never enough? Why your brain craves stimulation," ADDattitude, (no date) accessed December 4, 2018. https://www.additudemag.com/brain-stimulation-and-adhd-cravings-addiction-and-regulation/

raise a culture-wide concern. Rachel Bluth, "ADHD numbers are rising, and scientists are trying to understand why," Washington Post, September 10, 2018. https://www.washingtonpost.com/amphtml/national/health-science/adhd-numbers-are-rising-and-scientists-are-trying-to-understandwhy/2018/09/07/a918d0f4-b07e-11e8-a20b-5f4f84429666_story.html

"Generation Adderall." Casey Schwartz, "Generation Adderall," New York Times, October 12, 2016. https://www.nytimes.com/2016/10/16/magazine/generation-adderall-addiction.amp.html

Research on the effects of self-labeling. T. Moses, "Self-labeling and its effects among adolescents diagnosed with mental disorders," Social Science and Medicine, 68(3):570-78, 2009. https://www.ncbi.nlm.nih.gov/pubmed/19084313

Additional research. Dara Shifrer, "Stigma of a label: Educational expectations

for high school students labeled with learning disabilities," Journal of Health and Social Behavior, 54(4):462-80, 2013. https://www.researchgate.net/publication/259207993_Stigma_of_a_Label_Educational_Expectations_for_High_School_Students_Labeled_with_Learning_Disabilities
any clinical picture of a kid is limited and time-bound. The Secret Teacher, "We are too quick to label children who aren't perfect," Guardian, June 20, 2015. https://www.theguardian.com/teacher-network/2015/jun/20/secretteacher-too-quick-label-children-arent-perfect-adhd-dyslexia
Stanton Peele, Diseasing of America. San Francisco: Jossey-Bass, 1989.

7. 超越標籤

estimates appear to be increasing. "CDC finds mental health woes in one in five U.S. kids," Cbsnews.com, May 7, 2013. https://www.cbsnews.com/news/cdc-finds-mental-health-woes-in-one-in-five-us-kids/
MedicineNet. "Mental illness in children," Medicinenet.com, September 6, 2018. 1975; Watertown, MA: Broadrow Publications, 2014.
"Why Are More American Teenagers than Ever Suffering from Severe Anxiety?" Benoit Denizet-Lewis, "Why are more American teenagers than ever suffering from severe anxiety?" New York Times, October 11, 2017. https://www.nytimes.com/2017/10/11/magazine/why-are-more-american-teenagers-than-ever-suffering-from-severe-anxiety.amp.html
began asking incoming college freshmen. HERI, "CIRP freshman survey," heri.ucla.edu. https://heri.ucla.edu/cirp-freshman-survey/
it surged to 41 percent. Cooperative Institutional Research Program, The American Freshman: National Norms Fall 2016. Los Angeles: UCLA Higher Education Research Institute, 2017. https://www.heri.ucla.edu/monographs/TheAmericanFreshman2016.pdf
Angela Duckworth, Grit: The power of passion and perseverance. New York: Scribner, 2016.

8.行為成癮及其啟示

Stanton Peele and Archie Brodsky, Love and Addiction. New York: Taplinger, 1975; Watertown, MA: Broadrow Publications, 2014.
American Psychiatric Association, Diagnostic and Statistical Manual of Mental Disorders (5th ed.). Washington, DC: American Psychiatric Association, 2013. https://cchealth.org/aod/pdf/DSM-5%20Diagnosis%20Reference%20Guide.pdf
World Heath Organization, International Classification of Diseases 11th Revision. Geneva: WHO: 2018. https://icd.who.int/

9.青春期及康復過程中的戒癮與危害遞減法

(fn 10): more moderate drinking by their youths. Phillipe De Witte and Mark C. Mitchell Jr. (Eds.), Underage Drinking. Luvain-La-Neuve, France:

Presses Universitaires de Louvain, 2017. https://books.openedition.org/pucl/3263?lang=en

(fn 11): Stanton Peele, "The limitations of control-of-supply models for explaining and preventing alcoholism and drug addiction," Journal of Studies on Alcohol, 48:61-89, 1987. https://www.ncbi.nlm.nih.gov/m/pubmed/3821120/

Stanton Peele, "Alcohol as evil—Temperance and policy," Addiction Research and Theory, 18:374-382, 2010. http://www.peele.net/lib/evil.html

Stanton Peele, "End alcoholism—bomb Spain," Psychologytoday.com, April 4, 2008. https://www.psychologytoday.com/us/blog/addiction-in-society/200804/end-alcoholism-bomb-spain

Stanton Peele, "I'm single-handedly preserving the world's wine cultures—Any help out there?" Huffington Post, September 13, 2010. https://m.huffpost.com/us/entry/706015

Stanton Peele, "In 2018, the Temperance movement still grips America," Filtermag.org, September, 25, 2018. https://filtermag.org/2018/09/25/in-2018-the-temperance-movement-still-grips-america/

comparing drinking by Italians and Finns. Sara Rolando, Franca Beccaria, Christoffer Tigerstedt, and Jukka ToÅNrroÅNnen, "First drink: What does it mean? The alcohol socialization process in different drinking cultures." Drugs: Education, Prevention and Policy 19(3):201-12, 2012. http://www.academia.edu/11769578/First_drink_What_does_it_mean_The_alcohol_socialization_process_in_different_drinking_cultures

Note on international life expectancy. Rob Picheta, "Spain to lead Japan in global life expectancy, US continues to slide, CNN.com, October 18, 2018. https://www-m.cnn.com/2018/10/17/health/life-expectancy-forecasts-study-intl/index.html

as expressed. Will Godfrey, "How far can Ethan Nadelmann push America's drug laws?" The Fix, June 30, 2013. https://www.thefix.com/content/ethan-nadelmann-drug-policy91855

without abstaining entirely. Stanton Peele, "Addiction as disease: Policy, epidemiology, and treatment consequences of a bad idea," in J. Henningfield, W. Bickel, and P. Santora (Eds.), Addiction Treatment in the 21st Century. Baltimore: Johns Hopkins, 2007, pp. 153-163.

Gallup surveys. Alyssa Brown, "In U.S., smokers light up less than ever," Gallup, September 13, 2012. http://news.gallup.com/poll/157466/smokersestimates light-less-ever.aspx

Pavel Somov and Marla Somova, The Smoke-Free, Smoke Break. Oakland, CA: New Harbinger, 2011.

drug consumption sites. EMCDDA, Drug consumption rooms. Geneva: EMCCDA. Lisbon, Portugal: EMCDDA, 2018. http://www.emcdda.europa.eu/topics/pods/drug-consumption-rooms_en

similarly beneficial outcomes. Transform, "Heroin-assisted treatment in Switzerland," Tdpf.org.UK, January 10, 2017. https://www.tdpf.org.uk/blog/heroin-assisted-treatment-switzerland-successfully-regulating-supply-and-use-high-risk-0

states with dispensaries for medical marijuana have witnessed a decline in opioids deaths. David Powell, Rosalie Liccardo Pacula, and Mireille Jacobson, "Do medical marijuana laws reduce addictions and deaths related to pain killers," Journal of Health Economics, 58(March 2018):29-42, 2018. https://www.rand.org/pubs/external_publications/EP67480.html

can be addicted. Stanton Peele, "Marijuana is addictive—so what?" Stanton Peele Addiction Website, January 7, 2006. http://www.peele.net/lib/addictive.html

encourage drug use. Rod Rosenstein, "Fight drug abuse, don't subsidize it," New York Times, August 27, 2018. https://www.nytimes.com/2018/08/27/opinion/opioids-heroin-injection-sites.html

David Sheff, Beautiful Boy: A father's journey through his son's addiction. New York: Mariner, 2009.

Nic Sheff, Tweak: Growing up on amphetamines. New York: Atheneum, 2009.

David Sheff, Clean: Ovecoming addiction and ending America's greatest tragedy. Boston: Houghton Mifflin Harcourt, 2013.

Nic Sheff, We All Fall Down: Living with addiction. New York: Hachette, 2011.

resulting in more drug use. Wei Pan and Haiyan Bai, "A multivariate approach to a meta-analytic review of the effectiveness of the D.A.R.E. program," International Journal of Environmental Research and Public Health, 6(1):267-77. http://www.mdpi.com/1660-4601/6/1/267/html

explains how. Barry Lessin, "How harm reduction made me a much better family therapist," FSDP, October 12, 2015. http://fsdp.org/2015/10/12/harmreduction-made-me-a-much-better-family-therapist/

10. 12 步驟療法的極限

Overall impact is harmful. Marc Lewis, "Why the disease definition of addiction does far more harm than good," Scientific American Blogs, February 9, 2018. https://blogs.scientificamerican.com/observations/why-the-diseasedefinition-of-addiction-does-far-more-harm-than-good/

he is labeled. Ruth Fowler, "10 people revolutionizing how we study addiction and recovery," The Atlantic, October 6, 2011. https://www.theatlantic.com/health/archive/2011/10/10-people-revolutionizing-how-we-study-addiction-and-recovery/246202/#slide10

After 75 years of Alcoholics Anonymous. Maia Szalavitz, "After 75 years of Alcoholics Anonymous, it's time to admit we have a problem," Pacific Standard, February 10, 2014. https://psmag.com/.amp/social-justice/75-years-alcoholics-anonymous-time-admit-problem-74268

an unconstitutional practice. Tom Horvath, "Court-ordered 12-step attendance is illegal," Practical Recovery, undated (accessed December 14, 2018). https://www.practicalrecovery.com/court-ordered-12-step-attendance-is-illegal/
hundreds of thousands of people annually. Stanton Peele, "The five ways hundreds of thousands of people are coerced into 12-step programs," Raw Story, "two years ago" (accessed December 14, 2018). https://www.rawstory.com/2016/12/the-five-ways-hundreds-of-thousands-of-people-are-coercedinto-12-step-programs/amp/
Panatalon pointed out. Ziba Kashef, "Yale scientist joins U.S. Nobel Conference to address addiction treatment," Yale News, October, 2015. https://news.yale.edu/2015/10/05/yale-scientist-joins-us-nobel-conference-address-addiction-treatment
Delray Beach, Florida. Lizette Alvarez, "Haven for recovering addicts now profits from their relapses," New York Times, June 20, 2017. https://www.nytimes.com/2017/06/20/us/delray-beach-addiction.html
"I am an addict." Stanton Peele, "Philip Seymour Hoffman was taught to be helpless before drugs," Reason, February 4, 2014. https://reason.com/archives/2014/02/04/what-the-philip-seymour-hoffman-story-te
cause of Hoffman's death. Stanton Peele, "Rehab as cause of death," Psychology Today Blogs, July 15, 2013. https://www.psychologytoday.com/us/blog/addiction-in-society/201307/rehab-cause-death
offer equivalent benefits. Tracy Chabala, "SMART, LifeRing, and Women for Sobriety are as effective as AA, study shows," The Fix, March 20, 2018. https://www.thefix.com/smart-lifering-and-women-sobriety-are-effective-aastudy-shows
after the first month. Rational Recovery, "Why people drop out of AA," 1992. https://rational.org/index.php?id=56

11: 在現實世界中康復
CDC issued a report. CDC, "Suicide rising across the U.S.: More than a mental health concern," Vital Signs, 2018. https://www.cdc.gov/vitalsigns/suicide/
How Suicide Quietly Morphed Into a Public Health Crisis. Benedict Carey, "How suicide quietly morphed into a public health crisis," New York Times, June 8, 2018. https://www.nytimes.com/2018/06/08/health/suicide-spade-bordain-cdc.html
research. T. Moses, "Self-labeling and its effects among adolescents diagnosed with mental disorders," Social Science and Medicine, Feb;68(3):570-8, 2009. https://www.ncbi.nlm.nih.gov/pubmed/19084313
Richard Friedman declared. Richard Friedman, "Suicide rates are rising: What should we do about it," New York Times, June 11, 2018. https://www.nytimes.com/2018/06/11/opinion/suicide-rates-increase-anthony-bourdainkate-spade.html
mythical narrative. Editorial, "An opioid crisis foretold," New York Times,

281

April 21, 2018. https://www.nytimes.com/2018/04/21/opinion/an-opioid-crisis-foretold.html

disproved by research. Jacob Sullum, "America's war on pain pills is killing addicts and leaving patients in agony," Reason, April, 2018. http://reason.com/archives/2018/03/08/americas-war-on-pain-pills-is

declined dramatically. Associated Press, "Number of prescriptions for opioid painkillers dropped dramatically in U.S.," NBC News, April 20, 2018. https://www.nbcnews.com/news/amp/ncna867791

continue to accelerate. NIDA, "Overdose death rate," National Institute on Drug Abuse, August, 2018. https://www.drugabuse.gov/related-topics/trends-statistics/overdose-death-rates

Stanton Peele and Ilse Thompson, Recover!: An empowering program to help you stop thinking like an addict and reclaim your life. Berkeley, CA: Da Capo, 2015.

redefined recovery. Stanton Peele, "The meaning of recovery has changed, you just don't know it," Psychology Today Blogs, February 1, 2012. https://www.psychologytoday.com/us/blog/addiction-in-society/201202/the-meaning-recovery-has-changed-you-just-dont-know-it

remains incredibly profitable. Lizette Alvarez, "Haven for recovering addicts now profits from their relapses," New York Times, June 20, 2017. https://www.nytimes.com/2017/06/20/us/delray-beach-addiction.html

Koren Zailckas, Smashed: Story of a drunken girlhood. New York: Viking, 2005.

She now writes novels about people who aren't alcoholics. Koren Zalickas, The Drama Teacher. New York: Crown, 2018. https://www.publishersweekly.com/9780553448092

to avoid and to escape this identity. Life Process Program, "Alcoholic denial—can it help you to recover from addiction?", Lifeprocessprogram.com, undated (accessed December 18, 2018). https://lifeprocessprogram.com/alcoholic-denial-can-help-recover-addiction/

12: 培養不成癮的下一代

deciding not to have children. Claire Cain Miller, "Americans are having fewer babies. They told us why." New York Times, July 5, 2018. https://www.nytimes.com/2018/07/05/upshot/americans-are-having-fewer-babies-theytold-us-why.html

reproduced for decades. Stanton Peele, "The new thalidomide," Reason, July, 1990.https://www.peele.net/lib/thalidomide.html

Harvard Medical School Health Blog. Howard LeWine, "Drinking a little alcohol early in pregnancy may be okay," Harvard Medical School Health Blog, January 8, 2018. https://www.health.harvard.edu/blog/study-no-connection-between-drinking-alcohol-early-in-pregnancy-and-birth-problems-201309106667 less likely. Lillian Gleiberman, Ernest Harburg, Wayne deFranceisco, and Anthony Schork, "Familial transmission of alcohol use: V. Drinking patterns among spouses, Tecumseh, Michigan," Behavior Genetics, 22(1):63-79, 1992. http://citeseerx.ist.psu.edu/viewdoc/download?-doi=10.1.1.587.751&rep=rep1&type=pdf

Amy Klobuchar, The Senator Next Door: A memoir from the heartland. New York: Holt, 2015.

brief intervention. Ziba Kashef, "Yale scientist joins U.S. Nobel Conference to address addiction treatment," Yale News, October 5, 2015. https://news.yale.edu/2015/10/05/yale-scientist-joins-us-nobel-conference-address-addiction-treatment

research by Vincent Felitti. Vincent Felitti, Robert Anda, Dale Nordenberg, David Williamson, et al., "Relationship of child abuse and household dysfunction to many of the leading causes of death in adults: The Adverse Childhood Effects (ACE) study," American Journal of Preventive Medicine, 14(4):245-58, 1998. http://www.ajpmonline.org/article/S0749-3797(98)00017-8/fulltext

Stanton is not on board with the idea of restricting one's life to a recovering identity. Stanton Peele, "Count me out of 'Recovery Nation' —Negative self-identity is the cruelest stigma of all," Life Process Program, undated (accessed December 19, 2018). https://lifeprocessprogram.com/count-me-outof-recovery-nation-negative-self-identity-is-the-cruelest-stigma-of-all/

13: 發展目標、效能感和獨立性

"Why Are More American Teenagers Than Ever Suffering From Severe Anxiety?" Benoit Denizet-Lewis, "Why are more American teenagers than ever suffering from severe anxiety," New York Times, October 11, 2017. https://www.nytimes.com/2017/10/11/magazine/why-are-more-american-teenagers-than-ever-suffering-from-severe-anxiety.amp.html

Alissa Quart, Hothouse Kids: How the pressure to succeed threatens childhood. New York: Penguin, 2006.

The findings of this 95-year study. Jeff Haden, "This 95-year Stanford study reveals 1 secret to living a longer, more fulfilling life," Time, June 11, 2018. https://www.inc.com/jeff-haden/this-95-year-stanford-study-reveals-1-secretto-living-a-longer-more-fulfilling-life.html

Motivational interviewing. Rhonda Campbell, "Five principles of Motivational Interviewing," Chron, March 19, 2018. https://work.chron.com/5-principles-motivational-interviewing-1836.html

A review of every systematic study of alcoholism treatment. William Miller and Reid Hester, Handbook of Alcoholism Treatment Approaches: Effective Alternatives (3rd ed.). Boston: Allyn and Bacon, 2002.

Pantalon's research group. Ziba Kashef, "Yale scientist joins U.S. Nobel Conference to address addiction treatment," Yale News, October 5, 2015. https://news.yale.edu/2015/10/05/yale-scientist-joins-us-nobel-conference-address-

addiction-treatment
self-efficacy. William Miller, Motivational Enhancement: Therapy with drug abusers. Albuquerque, NM: Center on Alcoholism, Substance Abuse, and Addictions (CASAA). https://casaa.unm.edu/download/METManual.pdf
Carol Dweck, Mindset. New York: Ballantine, 2007.

14.克服毒癮
Life Process Program. https://lifeprocessprogram.com/
Stanton Peele and Archie Brodsky, Love and Addiction. New York: Taplinger, 1975; Watertown, MA: Broadrow Publications, 2014.
Martin Seligman, Learned Optimism. New York: Vintage, 1990, 2006.
Addiction is a Disease of Free Will. Nora Volkow, "Addiction is a disease of free will," Huffington Post, June 12, 2016. https://www.huffpost.com/us/entry/7561200/amp
Frequent features about addiction. Shreeya Sinha, Zach Lieberman, and Leslye Davis. "Heroin addiction explained: How opioids hijack the brain," New York Times, December 19, 2018. https://www.nytimes.com/interactive/2018/us/addiction-heroin-opioids.html
Betty Smith, A Tree Grows in Brooklyn. New York: Harper, 1943, 2018 (75th Anniversary Edition).
Jeannette Walls, The Glass Castle. New York: Scribner, 2005.
Christina Baker Kline, "Trespassing in Christina's world," New York Times, February 17, 2017. https://www.nytimes.com/2017/02/17/well/family/trespassing-in-christinas-world.amp.html

15. 結論: 美國人的錯覺
Suicide Prevention is More than Talking Somebody Out of Taking Their Life. Jessica Ravitz, "Calls to suicide prevention hotline spiked after celebrity deaths," ABC17 News, June 13, 2018. https://www.abc17news.com/health/calls-to-suicide-prevention-hotline-spiked-after-celebrity-deaths/752584639
Johann Hari, Lost Connections. London: Bloomsbury, 2018.

Memo

Memo

Memo

告別成癮/斯坦頓.皮爾(Stanton Peele), 查克.羅茲(Zach Rhoads)著；
吳夢陽, 徐定, 奚瑾譯. -- 初版. -- 臺北市：笛藤出版, 2021.04

　面；　公分

譯自：Outgrowing addiction :
with common sense instead of "disease" therapy

ISBN 978-957-710-814-2(平裝)

1.成癮 2.戒癮 3.藥物濫用

411.8　　　110005037

─────────────────────────────

2021年4月24日　初版第1刷　定價420元

著　　　者	斯坦頓‧皮爾、查克‧羅茲
譯　　　者	吳夢陽、徐定、奚瑾
編 輯 協 力	袁若喬、斐然有限公司
美 術 設 計	王舒玗
總 編 輯	賴巧凌
編 輯 企 劃	笛藤出版
發 行 所	八方出版股份有限公司
發 行 人	林建仲
地　　　址	台北市中山區長安東路二段171號3樓3室
電　　　話	(02) 2777-3682
傳　　　真	(02) 2777-3672
總 經 銷	聯合發行股份有限公司
地　　　址	新北市新店區寶橋路235巷6弄6號2樓
電　　　話	(02)2917-8022‧(02)2917-8042
製 版 廠	造極彩色印刷製版股份有限公司
地　　　址	新北市中和區中山路二段380巷7號1樓
電　　　話	(02)2240-0333‧(02)2248-3904
印 刷 廠	皇甫彩藝印刷股份有限公司
地　　　址	新北市中和區中正路988巷10號
電　　　話	(02)3234-5871
郵 撥 帳 戶	八方出版股份有限公司
郵 撥 帳 號	19809050

Originally published in the U.S. by Upper Access Book
87 Upper Access Road, Hinesburg, Vermont 05461
Copyright©2019 by Stanton Peele and Zach Rhoads
The Traditional Chinese translation rights arranged through
Rightol Media(Email:copyright@rightol.com)